MEDICINA Y PSICOLOGÍA CUÁNTICAS

El gran cambio en las conciencias, que dicen comenzó en diciembre de 2012, parece ya un hecho irreversible si lo juzgamos a raíz de los múltiples acontecimientos mundiales, no solamente en la política, sino en cuanto a las relaciones humanas, la enseñanza y la práctica de la medicina.

Contra todo pronóstico, la medicina occidental basada en la química y la cirugía no ha conseguido arrinconar a las medicinas ancestrales, más bien las ha revitalizado. De ser consideras hasta ahora como tratamientos alternativos y con frecuencia menospreciados por su visión poco científica de la enfermedad, empiezan ahora a estar incluidas en los servicios estatales de salud como una opción médica plausible.

Vivimos una época de grandes cambios e insatisfacciones que está obligando a los profesionales de la psicología y la medicina en general de todo el mundo a cambiar sus conceptos sobre salud y enfermedad. El médico alópata, formado en universidades de renombre y prestigio, ya no es esa persona que todo lo sabe y en quien ponemos ciegamente nuestra salud y enfermedad, pues los miles de denuncias que acumulan diariamente nos ponen en alerta sobre su eficacia. Para ser justos, diagnosticar y curar a millones de personas de todo el mundo es sumamente complejo y difícil, sea quien sea el profesional que lo intente y la medicina que emplee.

El conocimiento que tienen las personas sobre alimentación y enfermedad aumenta sensiblemente, y algunas de las revistas de mayor venta tienen como tema principal la salud, existiendo todavía la pugna entre las que defienden el "método natural" y las que hablan solamente del "método científico". Pero cuando ambas tendencias habían encontrado ya sin problemas su sitio entre la población, la medicina cuántica las obliga a reflexionar a ambas, ya que introduce nuevos datos que hasta ahora no teníamos en cuenta.
Ya no basta con realizarnos análisis frecuentes para prevenir la salud, ni alimentarnos biológicamente o tomar infusiones de plantas medicinales como garantía de plenitud y longevidad.

Hay nuevos conceptos médicos que nos obligan a considerar opciones que hasta hace pocos años ni siquiera pensábamos que existían. Desde que las religiones intentaron conectarnos con Dios y los ecologistas con la naturaleza, ninguna ciencia hasta ahora había conseguido unir ambas doctrinas. Nuestro papel en el universo ya no es el de meros espectadores de su grandiosidad y complejidad, ya que la interconexión que existe entre todos los seres vivos, incluidos los hombres, obliga a considerar este macrouniverso si queremos curarnos de modo definitivo y rápido. La mente y su compañera etérea el alma, deben figurar desde ahora en cualquier terapia que pretenda resolver de modo más inocuo y eficaz las enfermedades, al mismo tiempo que nuevos conceptos como la física de las partículas y las vibraciones, así como los efectos de las ondas sonoras y lumínicas, deben ser tenidos en cuenta para comprender las enfermedades y su etiología.

El trato más humano con el terapeuta, la creencia en la curación, y la utilización de cualquiera de los remedios que la naturaleza nos pone a nuestro alcance, constituyen la trilogía curativa anexa a la medicina cuántica.

La medicina cuántica no se burla de las religiones, las tiene en cuenta; no desprecia a la metafísica, la estudia, y no considera negativos a los medicamentos, utilizándolos si es necesario. Tampoco minimiza los efectos curativos de la relajación, la meditación, los masajes o la armonización de los chacras, sino que los incorpora a su arsenal terapéutico.

Introducción a la terapia cuántica

La palabra "Cuántico" (de quantum) se aplica ahora a todo lo nuevo, sea en el campo tecnológico, metafísico o medicinal, en un intento de asegurarnos sin demasiados preámbulos ni demostraciones que estamos ante una tecnología de vanguardia. Lo cierto es que la teoría cuántica no es nueva, tiene ya casi cien años, y aún hoy resulta difícil de explicar y, con mayor frecuencia, difícil de diferenciar de otras teorías ya consolidadas.

La palabra la utilizó por primera vez el físico Heisenberg cuando descubrió que la energía no es un flujo continuo y que en realidad consiste en pequeños paquetes, a los que denominó quantum. A partir de este descubrimiento se desarrolló una ciencia denominada como Teoría Cuántica, desde la cual surgieron un montón de teorías que querían revolucionar el mundo de la física y especialmente el mundo relacionado con el microscopio, los átomos, los cuantos y los quarks (los constituyentes fundamentales de la materia y las partículas más pequeñas que el hombre ha logrado identificar). Para afianzar como válido el término "cuántico" es habitual que se mencione a Albert Einstein, quien nunca habló de confirmación, sino solamente de probabilidades. En la física cuántica, Einstein estableció los conceptos fundamentales, pero inicialmente falló al darse cuenta de dónde llevarían. Y en el final, la grandiosa búsqueda de una teoría que unificase toda la física, simplemente nunca consiguió moverla más allá de las matemáticas y ciencia que había aprendido durante sus años de estudiante.

Lo que resulta más sorprendente, es que se resistió a implicarse en su propio trabajo y pronto rebajó las conclusiones de muchos de sus colegas porque le parecían demasiado absurdas para ser ciertas. Arthur Eddington, un brillante físico británico y uno de los defensores más infatigables de Einstein, se mostró categórico cuando dijo que "No sólo el universo es más extraño de lo que imaginamos, sino que es más extraño de lo que podemos imaginar". Tratándose de un científico, agradecemos esta humildad.

Pero no hace falta ser un gran científico para asumir la frase de Einstein "Dios no juega a los dados", recordándonos que nada es casual en el universo ni producto del azar, y es fácil deducir que a medida en que cumplía años su desesperación por no poder encontrar respuestas debía ser muy intensa. Siempre parecía estar esperando que al final alguien fuera capaz de encontrar todos los parámetros y principios que permitan a la física demostrar y calcular todo. Murió sin lograrlo, pero nos dejó un sustancioso legado.

La teoría cuántica en realidad podríamos denominarla más acertadamente como mecánica cuántica, pues eso nos lleva a admitir que hay leyes mecánicas que intervienen en la circulación de las partículas atómicas con energía similar a la de la mecánica de los organismos macroscópicos como los planetas. Si esto es así, y parece que lo sea, bastaría con observar al universo celeste para comprender todo el mecanismo cuántico. Indudablemente es más fácil que observar las moléculas en un microscopio. Sin embargo, se ha constatado que las partículas se comportan estrechamente vinculadas y cada una afecta a todas las demás como si fueran un ser.
La Medicina Holística ya lo había dicho hace muchos años, aunque no mencionaba entonces la palabra cuántico. Reiterando esta teoría concluyente, podríamos asegurar que todas las partículas, micro y macroscópicas, que componen nuestro cuerpo humano, están interrelacionadas con las partículas que forman el exterior lejano y próximo que rodea a nuestro cuerpo. Todas estas partículas están sujetas a la Ley de las Vibraciones que luego explicaremos.

Así que en lugar de simplificar la mecánica, la teoría cuántica se hace más difícil de entender porque analiza sistemas complejos, y para ello utiliza la estadística y el empirismo. Esta complejidad, sin embargo, permite encontrar más respuestas que cuando nos limitamos al mundo microscópico y, lo más importante, nos lleva a utilizar el mecanismo cuántico en otras muchas materias, entre ellas la medicina.

Siempre que encontremos varios sistemas trabajando juntos y muy interdependientes, como ocurre con el cuerpo humano, con su red de células, órganos y sistemas, podremos aplicar las teorías cuánticas. Y puestos a encontrar más utilidades, ¿por qué no hacerlo con el comportamiento humano y, mucho más apasionante, con la relación entre el cuerpo y la mente? Además, contamos con la estadística y la casuística como aliados e instrumento de análisis, y de eso saben mucho las compañías de seguros para calcular la probabilidad de enfermedades, accidentes o catástrofes naturales. Al trabajar con el sistema de redes, habían llegado a la teoría cuántica sin darse cuenta.

Respecto a la medicina, hay un aspecto que puede descorazonar a médicos y enfermos, pues siguiendo las leyes cuánticas no hay manera de dar cifras absolutas y fechas para la resolución de las enfermedades, a menos que dominemos perfectamente esta teoría. Puesto que nuestro sistema orgánico no dispone de libre albedrío debería ser fácil de predecir la salud y la enfermedad, pero no debemos olvidar que el conjunto de este complejo orgánico -el ser humano-, sí tiene libre albedrío. Aquí se establece una paradoja insuperable al pensar que todos los seres humanos viven en libertad en un mundo aparentemente impredecible, pero que ello no puede ser posible si aceptamos que todas nuestras células y átomos tienen el mismo comportamiento predecible como el resto del universo.

Nuevamente nos lleva a la reflexión metafísica y religiosa sobre las razones por las cuáles el ser humano puede alterar todas las leyes universales.

En resumen, la medicina cuántica se da cuenta de la conexión entre todos los elementos que componen el cuerpo humano y por lo tanto, los métodos que utilice deberán contemplar la totalidad, pero teniendo en cuenta la interconexión. Este sistema de doble vía deberá ser tenido en cuenta para bloquear, admitir, estimular o sedar las señales que se reciben desde el receptor, o quizá estimulando o sedando las señales del emisor.

Aunque ningún organismo médico oficial ha sentido interés por este tipo de medicina y ni siquiera contemplan la posibilidad de incluirla entre las nuevas materias académicas (eso sí que sería una novedad), la Academia Americana de Medicina Quántica, una entidad privada, se publicita como un organismo que (las frases entre comillas pertenecen a la publicidad) "promueve el estudio de la bioeléctrica y biorresonancia de los sistemas y subsistemas en el cuerpo humano con el fin de correlacionar los protocolos terapéuticos adecuados que promuevan al cuerpo humano a su auto curación y la capacidad de auto regeneración".

Su misión es "una investigación multidisciplinaria en la búsqueda de nuevos métodos de diagnóstico y terapéuticos a fin de avanzar en el campo de la medicina alternativa y complementaria". Con estos estudios se pretende educar a los profesionales con formación tradicional a que resuelvan los problemas médicos sin depender de los procedimientos de diagnóstico que suponen molestias y efectos secundarios para sus pacientes.

La idea es personalizar los tratamientos y nunca más establecer protocolos de obligado cumplimiento para la resolución de enfermedades.

Esta medicina, que en realidad fue introducida hace muchos años bajo el concepto de *medicina holística*, insiste en la nutrición como base de una buena salud, así como una integración del individuo con su entorno, y en este ámbito está comprendido el universo en su conjunto, además del concepto etéreo que supone el alma o la conciencia, según la mencionemos.

Los métodos de laboratorio, en los cuales se analizan las bacterias y los órganos del paciente en un lugar aséptico sin ningún parecido con el ser orgánico en el cual se desarrolla, dan lugar a errores en cuanto a cómo evolucionará el enfermo. Es más, el medio hospitalario también se comporta como un elemento hostil para la curación, del mismo modo que lo son la poca empatía del médico y su posición de prepotencia con respecto al enfermo.

Por poner un ejemplo, un investigador perteneciente a una asociación que se dedica a ayudar a los enfermos que padecen tinnitus (ruidos crónicos en la audición), llegó a la conclusión que solamente mediante un cambio en la alimentación se resolvía la enfermedad. No sabemos si logró resolver con éxito algún caso de tinnitus, puesto que aún hoy no hay precisión en cuanto a cuál es el elemento clave que interviene en esa enfermedad concreta, pero muy probablemente llegaría a la conclusión de que se trata de la unión de cientos de ellos, lo que da a la naturaleza una eficacia mucho mayor que cualquier elemento químico.

Para concretar sobre qué es la Medicina Cuántica podríamos decir que se trata de *una investigación multidisciplinaria que se apoya en los conocimientos de la física cuántica para demostrar que el cuerpo humano está controlado y regulado por un sistema propio de energía, a su vez dependiente de su entorno más próximo y cósmico.*

El nivel cuántico posee el más alto nivel de coherencia dentro del organismo humano y una prueba es que los enfermos con sistemas inmunes débiles o cáncer tienen una pobre coherencia entre la energía y la comunicación celular. Por lo tanto, la enfermedad puede verse como el resultado de perturbaciones en el nivel celular que actúan para distorsionar la perspectiva cuántica de la célula. Esto hace que los electrones fuera de lugar intenten convertirse en moléculas de proteínas, alterando los procesos metabólicos.

Una vez que el metabolismo celular se ve comprometido, las células se encuentran aisladas y no consiguen seguir integradas en el organismo al cual pertenecen. Son como niños pequeños perdidos en un gran supermercado. A su alrededor hay cientos de personas, pero ninguna de ellas es la que le proporcionarán confianza, sustento ni ayuda.

La naturopatía reconoce que la coherencia cuántica proporciona el sistema de comunicación fundamental de resonancia del cuerpo. Estos nuevos expertos en nutrición bio-energética, con énfasis en el suministro de suficientes defensas para evitar los daños de los radicales libres y el restablecimiento del cuerpo bio-eléctrico, intentarán mejorar la comunicación entre órganos y la desintoxicación de los tejidos.

LECCIÓN 1

ALGUNOS CONCEPTOS DE FÍSICA

Física cuántica

La física cuántica es una manera de describir el mundo y se refiere al estudio de las partículas elementales, entendiendo como tales las que componen la estructura más simple de la materia. Es una teoría que ha dado resultados espectaculares, como los transistores y los semiconductores, además de contribuir enormemente al desarrollo de la física atómica. El estudio de estos componentes básicos de la materia ha descubierto que el mundo subatómico se desenvuelve de manera misteriosa para la percepción ordinaria, y que las leyes de los objetos físicos no pueden aplicarse en el ámbito de las partículas elementales.

Su estudio nos ha permitido constatar que las ondas y partículas que componen el universo cuántico intercambian su naturaleza constantemente, siendo ondas por la mañana y partículas por la tarde, o viceversa. Además, se comunican entre sí a pesar de las enormes distancias infinitesimales que las separan y recorren el tiempo en las dos direcciones: hacia el pasado y hacia el futuro. Además, pueden realizar funciones contradictorias en tiempo real.

Por ejemplo, si nosotros llegamos a un semáforo que se va a poner en rojo, tenemos dos opciones: o aceleramos y pasamos, o nos detenemos. Si fuésemos partículas cuánticas, nos detendríamos y al mismo tiempo pasaríamos.

Partículas y ondas

Una partícula es un objeto real identificado en forma de punto, con una posición determinada. También puede representarse como trayectoria en una sucesión de puntos.

Por onda o campo se entiende no el movimiento de la materia, sino "en" la materia, como es el caso de las olas del mar. Las ondas son por definición transmisoras de energía y las partículas no son sino ondas agrupadas en paquetes que emergen a los ojos del observador como partículas puntuales. Por eso, en el mundo cuántico es imposible atribuir a una partícula, en un instante dado, una posición y velocidad determinadas, ya que cuanto más definida está la posición, menos es posible conocer la velocidad y viceversa.

Esta imprecisión cuántica se debe más a la propia naturaleza de las partículas que a la imperfección de los sistemas de medición. En realidad no existen ondas y partículas, sino que ambas son dos representaciones de una misma realidad: esa realidad se expresa a veces en forma de ondas y otras veces en forma de partículas.

Einstein no estaba plenamente de acuerdo y nos dijo que la realidad profunda no podía ser tan imprecisa. Seguramente, existen variables ocultas, inaccesibles todavía a nuestra tecnología, que nos impiden conocer la verdadera naturaleza de las ondas y las partículas cuánticas.

La diferencia con la física tradicional, es que a pesar de su imprecisión, la física cuántica es una teoría válida porque permite prever los resultados de las experiencias si estas experiencias son medidas como probabilidades. Un electrón, por ejemplo, puede describirse matemáticamente por una función de onda. La función de onda permite describir a un electrón como si estuviera situado en una zona del espacio y al mismo tiempo conocer exactamente las diferentes probabilidades de su presencia en este o aquel lugar de la zona donde se encuentra. La teoría cuántica es capaz, por lo tanto, gracias a esta función de onda, de prever en todo momento la evolución de un sistema microfísico, pero desde el momento que queremos verificar experimentalmente esta evolución, introducimos una perturbación en el sistema que modifica su evolución.

A esta perturbación se le conoce como reducción del paquete de ondas porque se refiere a que la interferencia del observador reduce las ondas de probabilidad y concreta alguna de ellas, materializando la realidad que, antes de la observación, sólo estaba definida como ondas probabilísticas. Si esta teoría la aplicamos a un terapeuta convencional, nos encontraremos con que la mayoría de las veces es el terapeuta y el tratamiento prescrito, los responsables de la tardanza o no resolución de las enfermedades. De ser cierto, sería mejor que la mayoría de los enfermos crónicos dejaran de acudir cuanto antes a las consultas médicas.

El problema es que debemos evitar tener que elegir entre realismo e idealismo cuántico suponiendo la existencia de una realidad más profunda, de la cual materia y espíritu, ondas y partículas, serían sus manifestaciones. Existe en el espacio un potencial cuántico, además de los campos de fuerza reconocidos por la física clásica y cuántica.

Ese potencial cuántico no transporta energía y no puede ser detectado directamente, pero las partículas sufren sus efectos y se sirven de ellos para comunicarse entre sí. Incluso el llamado vacío espacial está en realidad lleno de millones y millones de partículas subcuánticas, totalmente inaccesibles, que interactúan a velocidad superior a la de la luz y permiten comunicar entre sí a las partículas cuánticas. El que no las veamos ni podamos contarlas o tocarlas, no quiere decir que no existan. Es como un holograma: no lo podemos tocar pero está ahí ante nuestros ojos cargado de energía y partículas subatómicas.

La realidad profunda no es espíritu ni materia (ni onda ni partícula), sino que se trata de una realidad de una dimensión superior que es la base común del espíritu y la materia, de las ondas y las partículas, y en la cual prevalece el orden implicado. Esto nos permitiría explicar algunos fenómenos psíquicos como la telepatía.

¿Existen el tiempo y el espacio?

El tiempo y el espacio son conceptos que se ven afectados también por la física cuántica. El concepto tradicional de espacio es insostenible en el marco de la teoría cuántica y es probable que el espacio sea sólo un modo de nuestra sensibilidad. De ello se desprende a que el tiempo puede ser recorrido en los dos sentidos (hacia el pasado y hacia el futuro), aunque otros físicos sugieren la existencia de universos paralelos, al entender que, en el momento de la medición, no se produce la reducción de una sola posibilidad, sino que en realidad se produce una división o duplicación de escenarios y observadores.

La física cuántica, además de ser una manera de describir al mundo que ha dado resultados espectaculares y ha potenciado el desarrollo de la física atómica, tiene también el valor primordial de habernos ayudado a profundizar en el conocimiento del mundo.

Las paradojas que nos describe del universo sobre el que nosotros edificamos nuestra experiencia cotidiana, nos habla de la conveniencia de relativizar nuestro cuerpo de conocimientos, que hoy más que nunca permanece abierto a todas las posibilidades de evolución. No podemos asegurar que lo que sabemos es incuestionable para siempre, sino que responde a un conocimiento específico del mundo que, como ha ocurrido en el pasado, puede sufrir cambios profundos y alumbrar otra concepción de la realidad muy diferente a la que hoy conocemos.

Macro y micro universos

Cada gota de savia contiene todo el árbol y hasta podríamos ver el mundo en un grano de arena; o como dijo Willian Blake: sostener el infinito en la palma de la mano. Nuestro cuerpo contiene todo el Universo, pero no sólo el cuerpo contiene todo el Universo, sino que cada célula del cuerpo contiene todo el Universo.
Toda la información del Universo está grabada en cada célula del cuerpo y si uno accede a la información en su propio cuerpo puede, literalmente, vislumbrar todo el Universo, porque no hace falta tener conocimientos científicos. Cuando la verdad es obvia, solamente se necesita observar. Cada pedacito de nuestro cuerpo contiene toda la información, incluye toda la historia evolutiva de las especies. Toda la información está codificada en cada célula, como testigos silenciosos y es una parte de uno que no cambia. Estaba ahí cuando éramos pequeños, estaba ahí

cuando éramos adolescentes. Uno crece y madura como adulto y está ahí. Cuando uno es viejo está ahí. No envejece, no son nuestros sentimientos o nuestras emociones, es el trasfondo de nuestras emociones. Está ahí. Está observando todo el espectáculo: observó a la niñez llegar e irse, a la adolescencia llegar e irse, etc. Ese testigo silencioso no cambia, y está detrás de ti.

También se le conoce como consciencia pura. Está en la meditación trascendental, cuando experimentamos el silencio absoluto, el espacio entre pensamientos. No es el pensamiento, es el vacío entre los pensamientos. Eso es consciencia pura. Luego interactúa consigo mismo y se transforma en impulsos de inteligencia para tomar una dirección. Es la energía creativa. Es la fuerza más importante de la creación en el Universo. Son los impulsos de inteligencia emergiendo del campo de las posibilidades infinitas. Es consciencia pura que comienza a tomar una dirección, inteligencia pura haciéndose inteligencia, consciencia haciéndose consciencia, surgimiento de impulsos de inteligencia desde la consciencia pura, corrientes de pensamiento que emergen del Océano de la Consciencia.
Y eso, a su vez da vida al intelecto, la capacidad de discriminación donde el observador se ha hecho consciente de sí mismo y ha creado el artificio de tres a partir de uno: hay un observador que es el que ve, hay un proceso de observación que también es el que ve, y aquello que se observa que también es el que ve.

¿Y cuál es el error del intelecto? Cuando crea esta distinción tan artificial de que yo estoy separado de ti, y de que estamos todos separados, cuando en realidad, somos todos como ese grano de arena que contiene o incluye todo el Universo. Por lo tanto, por un lado, tenemos lo que llamaríamos todo el Universo orgánico con los sentidos, órganos de acción, mente, y por el otro lado, tenemos sonido, textura, forma, objetos de gusto y olor, la esencia del espacio, luz, agua, tierra. Son expresiones simbólicas de los impulsos de inteligencia.
Pero, en verdad, todo esto es artificial, todo resulta de fragmentos de experiencia sensorial. No podemos abarcar todo con fragmentos de experiencia sensorial, por lo que vemos todas estas distinciones.

En realidad, el observador, lo observado y el proceso de observar son una sola entidad, la colectividad. La entidad se separa una de otra para llevar a cabo este gran juego cósmico del cuál todos somos parte. Y simplemente, nos olvidamos de su origen, y eso es parte de la diversión del juego. Primero, uno tiene que esconderse para encontrarse. Es un gran drama cósmico del que participamos todos y continúa siempre. Nos seguimos escondiendo y nos seguimos encontrando y por eso no deberíamos de tomarlo demasiado en serio.

Consciencia cósmica

¿Qué es la coherencia de ondas cerebrales? Su definición técnica es la constancia de relación entre diferentes ondas cerebrales a una frecuencia específica, cuando se mide en distintas partes de la cabeza. Lo que significa es que, cuando se le colocan electrodos al cerebro en distintas partes, se encontrará que en esas distintas partes del cerebro se pueden captar las misma ondas en sus respectivas frecuencias (las ondas alfa, beta, o las que sea), pero éstas no tienen una constancia de relación entre sí.

Esto es como asistir a un ensayo parcial, antes del concierto sinfónico: cada uno de los cien músicos conoce la melodía exacta, saben exactamente qué hacer, pero están practicando cada uno por su lado, no tienen ninguna relación entre sí. Por lo tanto, lo que se oye es ruido y no música. Pero luego, viene el director y comienza a establecer una relación. Tocan en las mismas frecuencias, tocan las mismas melodías, tocan los mismos instrumentos, pero debido a la relación que ha establecido el director, el ruido se convierte en música. La música es la constancia de relación entre las diferentes frecuencias.

De modo similar, en nuestra consciencia casi todo el tiempo existe una cantidad infinita de diálogos internos: tengo que pagar tal factura, pero, ¿cuándo conseguiré ese trabajo que me permitirá hacerlo?, etc. Hay millones de cosas existiendo al mismo tiempo.

Lo que sucede cuando se establece una coherencia, es que las diferentes frecuencias establecen una constancia de relación que se puede captar con una máquina.

Durante la meditación hay una marcada coherencia, y en personas que están en niveles de consciencia más elevados (despierto, ensueño, sueño, todas distintas fisiologías), cuando se alcanza el cuarto nivel todo cambia, lo mismo que cuando se llega al quinto y sexto que está siempre ahí, como un testigo silencioso.

Así que, aunque estemos en el medio del caos y la confusión, no se perturba ese silencio interior. Eso que se llama consciencia cósmica, está ahí todo el tiempo, aún durante el sueño, cuando soñamos, el testigo silencioso observa el sueño, etc.

También se le llama consciencia cósmica refinada al sexto nivel de consciencia, y en este nivel lo que ocurre es que en el objeto percibido se ve ese campo de silencio, se ve uno mismo. Y luego, está el nivel siete, de unidad, donde no hay distinción entre el observador, el proceso de observar y lo observado: uno es uno, con todo lo demás.

Se dice que cada uno de estos niveles posee distintos accesos de conocimiento y diferentes accesos de información, así como también una fisiología particular. Se dice que el conocimiento se capta en la consciencia y que también se cambia la fisiología en los distintos niveles de consciencia. Existen evidencias de meditadores de hace mucho tiempo, cuyas ondas cerebrales, incluso durante los momentos de actividad normal, son iguales a las de otras personas que están en meditación profunda.

Unión con el universo

Cuando descomponemos una flor, un arco iris, un árbol, una hoja de hierba o un cuerpo humano en sus partes esenciales, vemos que éstas son energía e información. No hay nada diferente entre estos elementos con el resto del universo, pues todo es energía e información. La única diferencia entre nosotros y los árboles es el contenido de la información y la energía de nuestros respectivos cuerpos. Aunque estamos hechos en esencia de los mismos elementos, carbono, hidrógeno, oxígeno, nitrógeno y otros elementos en cantidades minúsculas, también los podemos encontrar en un laboratorio.

La diferencia, por tanto, no puede estar solamente en los elementos, sino en la forma de procesar la energía y la información disponible, y en este segundo aspecto el ser humano es una especie privilegiada. No sabemos la causa, salvo que mencionemos a Dios, pero lo cierto es que lo somos. Orgánicamente encontramos alguna diferencia, como un sistema nervioso capaz de tomar conciencia de la información disponible, y experimentarla mediante pensamientos, sentimientos, emociones, deseos, recuerdos, instintos, impulsos y creencias.

Este campo es mencionado como la mente y el alma, lo que sirve para explicar la mayoría de las enfermedades. Nuestro sistema nervioso es, pues, la parte orgánica que nos hace tan diferentes al resto de las especies, y no solamente nuestro cerebro. Podemos distribuir la información acumulada en todas nuestras células con una velocidad y precisión que no es posible en ninguna otra especie. Además, y esto es otro factor único, el sistema nervioso es capaz de conectarse con el exterior del cuerpo.

Cada neurona se comunica, al menos, con otras mil neuronas y puede recibir, simultáneamente, hasta diez veces más conexiones de otras. Se estima que en el cerebro humano adulto hay por lo menos 10^{14} conexiones sinápticas (aproximadamente, entre 100 y 500 billones). En niños alcanza los 1000 billones. Algo grandioso. Y si tenemos en cuenta que el pensamiento influye decisivamente en las funciones del sistema nervioso, las posibilidades cuánticas son inimaginables.

Nuestro cuerpo (y nuestra mente, no lo olvide) no es independiente del cuerpo del Universo, porque al nivel de la mecánica cuántica no existen fronteras bien definidas. Somos como una onda, una ola, una fluctuación, una circunvolución, un remolino, una perturbación localizada en un campo cuántico más grande. Ese campo cuántico más grande -el Universo- es nuestro cuerpo ampliado. De nuevo la teoría de los micro universos dentro del macro universo. Sin un límite preciso que pueda entender nuestro intelecto. Cuando buscamos explicación al concepto *eternidad* e *infinito*, nuestro cerebro entra en una saturación y se puede cortocircuitar. Ese es nuestro límite.

En un modo más entendible sabemos que el sistema nervioso humano no solamente es capaz de tomar conciencia de la información y de la energía de su propio campo cuántico, sino que, como la conciencia humana es infinitamente flexible a través de ese maravilloso sistema nervioso, podemos cambiar conscientemente el contenido de información que da origen a nuestro cuerpo físico. Podemos cambiar conscientemente el contenido de energía y de información de nuestro propio cuerpo de mecánica cuántica y, por tanto, influir en el contenido de energía y de información de nuestro cuerpo y hacer que sucedan fenómenos en él. Esto daría origen a la enfermedad, pero también al restablecimiento de la salud.

Si admitimos que los disturbios emocionales pueden ocasionar la enfermedad, deberemos admitir de igual modo que también pueda resolverla.

Este cambio consciente se puede lograr a través de las dos cualidades inherentes a la conciencia: la atención y la intención. La atención da energía, y la intención transforma. Cualquier cosa a la cual prestemos atención, crecerá con más fuerza en nuestra vida. Cualquier cosa a la cual dejemos de prestar atención, se marchitará, se desintegrará y desaparecerá. Hágalo con sus hijos o su pareja y sabrá de qué le estoy hablando. Por otro lado, la intención estimula la transformación de la energía y de la información. La intención organiza su propia realización.

LECCIÓN 2

EXPLICACIÓN SOBRE LA MEDICINA CUÁNTICA

A primera vista, el nombre cuántico puede hacernos pensar en algo que tiene que ver con la física o, posiblemente, una cosa que tienen que ver con la aritmética. En cualquier caso, el término es correcto para referirse a este singular tipo de medicina. Este concepto tan utilizado actualmente parece hablarnos de lo nuevo, de lo último en medicina y de una manera diferente de curarnos. Al abrigo de la palabra "cuántico", numerosas terapias no siempre novedosas se dirigen al público en general que desea encontrar un alivio - cuando no una curación- a sus males, al mismo tiempo que intentan que el médico escéptico con las terapias alternativas muestre interés en ello.

Todo lo que se refiere a cuántico nos lleva a algo de vanguardia, teniendo en sus cimientos el principio de incertidumbre predecible. Curiosa contradicción. Según este, no se pueden medir a la vez todos los parámetros de una partícula subatómica (la carga, masa y spin de un electrón, por ejemplo), ya que la propia observación modificará al menos uno de ellos. De este modo, el Universo a escala subatómica sería fundamentalmente misterioso e impredecible, lo que nos obliga a repasar el concepto de fenómeno causal. Así que el tradicional método científico, con el cual los fenómenos deben reproducirse tantas veces como se quiera y proporcionar los mismos resultados, no es fiable.

El propio experimentador influirá en los resultados a nivel cuántico.

Si como aseguran el comportamiento de las partículas está sujeto a la conciencia humana, podríamos considerar que con el sólo hecho de desear algo se puede modificar este comportamiento. Indudablemente si no hay deseo, malamente habrá resultado. El problema es que los médicos químicos no gustan de nada que no puedan controlar y medir, y el alma se les escapa.

En lo que respecta a la física cuántica, tan ligada a la medicina, se podría decir que la física moderna está cambiando continuamente y los actuales paradigmas de pensamiento se modifican con los últimos descubrimientos y algunas hipótesis defendidas incluso por premios Nóbel. Pero cuando se mira más en algunas de estas formas de pensar, podemos observar que apenas hay novedades en otras formas mucho más antiguas.

Stephen Hawking ha sido uno de los científicos que más novedades han introducido, como antes lo hizo Albert Einstein. Temas tales como el tiempo y el espacio y la relatividad son examinados regularmente en conferencias y reuniones entre pensadores profundos, aunque no suelen llegar muy lejos hasta que estos conceptos se pueden incorporar fácilmente mediante pruebas científicas. Las hipótesis y las conjeturas no son del agrado de los científicos. En cierto modo, necesitamos una garantía de lo que debe ser aceptado ahora y en el futuro próximo, por lo menos hasta que un nuevo concepto desplace al anterior.

¿Qué tiene que ver esto con la medicina? Todo.

Hasta unos 5 ó 6 años atrás no fue aceptado, al menos oficialmente, que existieran propiedades electro-magnéticas en el cerebro. A pesar de que los imanes se han utilizado durante siglos para curar enfermedades físicas, ha sido sólo recientemente que la ciencia ha sido capaz de demostrarlo. No parece muy plausible que alguien nos demuestre algo que ya sabíamos, pero la ciencia quiere siempre convertirse en el protagonista del progreso. Como resultado de ello, y gracias a estos resultados, tenemos la tecnología de resonancia magnética, y otras herramientas útiles que trabajan bajo estos conceptos.

Con el advenimiento y la popularidad de otras modalidades de la medicina, la mayoría de las cuales no están todavía probadas por la ciencia y con frecuencia rechazadas, ahora podemos captar otras opiniones alternativas de que realmente funcionan. Una gran parte de estas medicinas alternativas no son tan nuevas, y más bien habría que reconocer que siempre han existido y han sido practicadas con éxito, pero sus logros han permanecidos deliberadamente ocultos por los representantes de las otras medicinas. Un ejemplo de ello son las medicinas china e hindú.

El "albedrío subatómico" sería el fundamento de los poderes psíquicos, y la llave para explicar multitud de fenómenos mentales como la telequinesis, la telepatía o la precognición. También habría que incorporar a estos fenómenos el poder de la mente para la curación de las propias enfermedades, así como las de otros, pues indudablemente nuestro comportamiento con los enfermos influye en su curación, y no solamente los remedios terapéuticos.
Si la mente no juega ningún papel en las enfermedades y la salud, sería conveniente quitar de las facultades la psicología y la psiquiatría.

Lo que resulta más difícil de comprobar es que la conciencia humana controla el universo y este, a su vez, controla la mente humana. Pero no por difícil de comprobar debe ser excluido. Ahora ya hay pocas personas que nieguen que un pensamiento positivo tenga una mala influencia sobre las enfermedades.
De tener algún efecto debe ser beneficioso, aunque para explicarlo tengamos que hablar del alma y no de la mente racional o el subconsciente. Negar la existencia del alma es tan fácil como afirmar su existencia, así que cada cual saque sus propias conclusiones. La mía es creer en ella.

Por todo ello no es fácil explicar con pocas palabras el término "medicina cuántica", puesto que hay tantas ramificaciones de la medicina que podrían estar dentro de esta terapia, que hace difícil una diferenciación y las adecuadas exclusiones. La conclusión a tanta confusión es que todo en el universo (y este concepto lo emplearemos a lo largo del libro) es una manifestación de energía vibratoria, aunque la percibamos como manifestaciones físicas distintas en forma de sonido, olor, luz o magnetismo. Por ello, la confluencia de la energía del universo con el paciente debe ser tenida en cuenta, aunque sea casi imposible medirla con nuestros rudimentarios aparatos actuales. Al menos así lo aseguran los profesionales del Reiki o la Meditación Trascendental, por poner unos ejemplos muy conocidos.

Cuando reconectamos los meridianos de la acupuntura con este equilibrio energético universal restablecemos la salud, aunque ello no quiere decir que sea de forma perdurable ni suficiente. Sería como pretender que una noche viendo una película de risa nos quite definitivamente la depresión, ni que una noche de amor nos garantice que esa persona nos ame definitivamente.

Nuestro propio campo electromagnético indudablemente se puede alterar por las radiaciones magnéticas externas, pero también por las propias alteraciones emocionales de nuestro interior. Si nuestro modo de percibir las emociones no es adecuado, alterará ese equilibrio electromagnético y se desencadenará la enfermedad, la cual obviamente podrá ser detectada también por las alteraciones bioquímicas que ocurran en nuestro interior. En ese momento la medicina química nos aporta una valiosa base de datos, aunque no consiga decirnos la razón de esos cambios químicos.

Las crisis, los momentos no deseados, los desequilibrios del pensamiento y de los sentimientos, ocasionarán vibraciones que repercutirán en nuestra salud, aunque con suma frecuencia el organismo intentará equilibrarlos ya que, a fin de cuentas, dispone de eficaces mecanismos para ello. Todo esto ocurre diariamente, aunque no lo percibamos.

Y puesto que hablamos reiteradamente de vibraciones, no nos queda más remedio que preguntarnos si todas las enfermedades deberían ser curadas mediante sonidos específicos, sea mediante cuencos, música, susurros o mantras.
Indudablemente estos sonidos bien dirigidos quizá obren más beneficios que muchos de los fármacos más populares, pero también podríamos lograr que sin ayuda de elementos externos de sonido nuestro cuerpo genere los suyos propios o, mejor aún, que aprovechemos el inmenso potencial vibratorio y sonoro del universo. Despreciar esta posibilidad sería signo de ignorancia, puesto que todo el universo es una gigantesca orquesta que vibra y suena.

Armonizando nuestros pensamientos mediante elementos que equilibran los campos electromagnéticos y vibratorios, conseguiremos no solamente alcanzar la felicidad, sino curar la mayoría de las enfermedades reversibles. En este sentido trabajan la homeopatía y las flores de Bach, dos ejemplos de medicinas que se basan en la energía vibratoria. El Dr. Bach estaba convencido de que las flores emitían una frecuencia vibratoria concreta y de ahí salió su apasionante terapia. El problema es que entonces fue ridiculizado por sus ignorantes colegas, más interesados en lo que veían con los microscopios, que en analizar las fuerzas del entorno cósmico.

Parece difícil de admitir que el ser humano no es la misma especie que fue hace 1.000 años. La estructura humana y los cambios se ajustan de acuerdo a sus necesidades básicas y el medio ambiente local, pero esencialmente no hay diferencias moleculares ni celulares. En lo que respecta al medio ambiente y a pesar de lo que insistentemente se afirma, no han ocurrido grandes cambios y el planeta Tierra de ahora no es diferente a 5.000 años atrás.

Así que no nos asustemos de la capa de ozono o el cambio climático, salvo que queramos ganar votos políticos o vender aparatos descontaminadores. Los alimentos son iguales ahora que en la época de Cristo, aunque con algunos elementos más a su alrededor, y los cambios que encontramos en ellos son asumidos perfectamente por las nuevas generaciones, salvo aquellas alteraciones que el ser humano haya ocasionado para hacer daño deliberado en la salud.

Principios cuánticos sobre la salud

1- Nadie ha demostrado que enfermar sea necesario.

2- Nuestra cultura quiere creer que la enfermedad aparece básicamente a nivel de la materia.

3- La materia representa un momento cautivo en el tiempo y el espacio. Si vemos nuestro mundo y el universo desde un punto de vista material, estamos haciendo que los aspectos cautivos del universo asuman demasiada importancia.

4- Cualquier dolor o enfermedad es como una isla de descontento, ya que, en comparación con cualquier enfermedad, la conciencia de nuestra salud es tan inmensa como un océano.

5- En una enfermedad grave o que ponga en juego la vida, pueden existir muchas capas de desequilibrio que ocultan las profundidades donde existe la curación.

6- Vivir sin amor (darlo, más que recibirlo), compasión o cualquier otro valor espiritual crea un estado tal de desequilibrio que cada célula de nuestro ser clama por corregirlo. En definitiva, eso es lo que subyace detrás del comienzo de la enfermedad: el cuerpo envía el mensaje de que algo que falla en el presente, un desequilibrio existente en algún lugar que ocasiona síntomas físicos altamente visibles e imposibles de negar.

7- Antes que el arte de la medicina, está el arte de creer en que el ser humano forma parte indisoluble del universo.

8- Pare tener un cuerpo renovado, debes sentir el deseo de experimentar nuevas percepciones que ocasionen nuevas soluciones.

9- Para curarse hay que desear estar sano.

10- Somos los únicos seres de la tierra que podemos cambiar nuestra biología por lo que pensamos y sentimos, o al menos así lo creemos. El hecho de que los animales en libertad puedan curarse de la mayoría de sus enfermedades, nos deja desconcertados. Si nosotros estamos conectados con el universo ¿ellos no?

11- Percibimos, lo que significa que agregamos significado a cada señal que se nos presenta en el camino y la percepción representa el primer paso importante para transformar en realidad la información no elaborada del universo.

12- Todo lo que vemos, tocamos, oímos, saboreamos u olemos ha sido seleccionado en la reserva infinita de la vibrante energía del campo magnético.

13- Uno cree vivir en el mundo, cuando en realidad es el mundo el que vive dentro de nosotros.

14- La realidad existe porque nosotros la aceptamos. Siempre que la realidad cambie, también cambiará esa aceptación.

15- Si miras con detenimiento tu vida, te darás cuenta de que envías a tu cuerpo señales que repiten los mismos viejos temores y deseos, las mismas viejas costumbres de ayer y anteayer. Esa es la razón por la que estamos estancados en el mismo cuerpo viejo.

16- Todos imaginamos escenas y después ellas nos convencen hasta lo más profundo de nuestras células. Con la mente podemos engañar al cuerpo a que perciba lo que no existe. Esta facultad deberíamos utilizarla para ganar salud, no para perderla.

17- Los malos hábitos son simplemente los surcos gastados de la mente, senderos que una vez conducían a la libertad porque abrían nuevas ideas, pero ahora no conducen a ninguna parte.

18- La normal percepción de nosotros mismos, en estado de vigilia, habitualmente está mal preparada para que nos demos cuenta de cuánta alegría existe en nuestro interior.

19- Jamás nadie encontró un mundo nuevo solamente preocupándose por ello.

20- Los restos del ayer que quedan en nosotros son nuestra tortura.

21- En lugar de crear conscientemente la enfermedad, podríamos crear conscientemente la salud.

22- Cuando tomes conciencia de que controlas cualquier interpretación que hagas de tu cuerpo, una idea tremendamente liberadora comienza a despuntar: el cuerpo está de tu lado.

23- Todos tenemos el poder de hacer la realidad.

24- La creencia es que la vida es cruel, como la rueda de un molino que en forma imparcial produce la vida y la muerte. Ver las cosas de esa forma es aceptar la apariencia y perder la esencia. Verás el mundo y la vida de mejor modo simplemente deseándolo.

25. La materia y la energía van y vienen, se encienden y apagan como luciérnagas; sin embargo, todos los acontecimientos se mantienen unidos y en orden mediante la profunda inteligencia que pasa por todas las cosas.

26- Una vez que aceptes en que tu ser interior es inteligente, tendrás toda la creación a tu alcance mediante el principio de referencia a ese yo interior: "Al regresar a mi yo interior, vuelvo a crear una y otra vez", dice Bhagavad Gita.

27- Cada segundo, impulsos de inteligencia crean nuevas formas de tu cuerpo. Lo que tú eres es la suma total de dichos impulsos y, cambiando los modelos, tú también cambiarás.

28- Por diferentes que parezcan, tanto el cuerpo como la mente están impregnados de inteligencia.

29- Tal como rezan los versos védicos, "la inteligencia interior del cuerpo es el genio máximo y supremo de la naturaleza. Refleja la sabiduría del cosmos". Este genio habita en tu interior, forma parte de un retrato interior que no puede borrarse.

30- Cada célula es una terminal en miniatura conectada a la computadora cósmica.

31- La inteligencia se expresa ya sea como pensamientos o como moléculas.

32- Pensar consiste en formar en nuestro interior modelos dentro de nosotros de una diversidad tan compleja, pasajera y rica como la realidad misma. Pensar es nada menos que nuestro espejo del mundo.

33- Estar en contacto con las propias necesidades es la forma más potente de estar en contacto con el lugar hacia donde se dirige la inteligencia interior en un momento dado. Esta atención te convierte en una persona consciente, en alguien que se desarrolla a lo largo de líneas que nadie más repetirá exactamente, ni siquiera el más grande de los maestros.

34- Tal como lo ves ahora mismo, tu cuerpo es la fotografía física tridimensional de lo que estás pensando.

35- El cuerpo no es una escultura congelada. Es un río de información, un organismo que fluye con la fuerza de millones de años de inteligencia.

36- En cada segundo de nuestra existencia, estamos creando un cuerpo nuevo.

37- Hace tan solo un año, el noventa y ocho por ciento de los átomos de nuestro cuerpo no estaba allí. Es como si viviéramos en edificios a los cuales, en forma sistemática, les sacaran los ladrillos y se los reemplazaran. El problema es que estos ladrillos son iguales a los anteriores.

38- Para el cuerpo existe una realidad más profunda y dicha realidad es lo que nosotros deseamos ver. De allí, de un nivel de existencia más profundo, provienen la mente y el cuerpo.

39- El cuerpo humano toma primero la forma de vibraciones intensas, aunque invisibles, llamadas fluctuaciones cuánticas, luego procede a aliarse en impulsos de energía y partículas de materia.

40- El quantum, definido como a la unidad básica de la materia o energía, es de diez a cien millones de veces más pequeño que el átomo más pequeño. En este nivel, donde la materia y la energía no pueden intercambiarse, comienza la verdadera curación.

41- Tu cuerpo físico y tu mecánico cuerpo cuántico también pueden considerarse la casa: ambos son como universos paralelos entre los que viajas sin siquiera pensar en ello.

42- ¿Quién fotografió alguna vez una posibilidad? Sin embargo, de eso está hecho todo el mundo cuántico.

43- Si pronuncias una palabra o haces una molécula, has decidido actuar. Cuando una pequeña ola se levanta de la superficie del mar, es un incidente en el mundo del tiempo y el espacio.

44- Todo el mar permanece detrás, como vasta y silenciosa reserva de posibilidades, de olas que aún no han nacido.

45- Un cuerpo capaz de "pensar" es muy diferente del que hoy trata la medicina. Por un lado, sabe qué le sucede, no sólo a través del cerebro, sino en todas partes donde haya un receptor de moléculas mensajeras, lo que significa en todas y cada una de las células.

46- Cuando dices "siento en mis entrañas esto y lo otro", no hablas en forma metafórica sino literalmente, ya que tus entrañas producen las mismas sustancias químicas que tu cerebro cuando piensa.

47- Cualquier célula, tejido u órgano es capaz de llamar la atención a gritos y, cuando se la prestas, comienza el proceso de curación.

48- En nuestro interior tenemos una farmacia absolutamente exquisita, que produce el medicamento adecuado, para el momento preciso y el órgano que corresponde, sin efectos colaterales. Pero nadie puede comer de ella, solamente el enfermo.

49- El cuerpo humano mantiene el equilibrio a través de ritmos y ciclos complejos. Estos biorritmos representan nuestro enlace con los ritmos mayores de la naturaleza: los ciclos de vida inmensamente prolongados de las estrellas, el flujo y reflujo de los mares y la respiración de todos los seres vivientes.

50- A medida que cruzas el umbral común del despertar y te diriges hacia estados superiores de conciencia, el cuerpo te sirve de vehículo; no es un bote que hace agua y tú esperas que te cruce antes de hundirse. Sin embargo, cuando de verdad estés en armonía con tu cuerpo, éste se transformará es un maestro y guía fiable.

51- La ciencia afirma que somos máquinas físicas que de alguna manera aprendimos a pensar.

Ahora, empezamos a comprender que somos pensamientos que hemos aprendido a crear una máquina física.

52- No podemos encerrar la mente en el cerebro. La mente está en cada una de las células de nuestro cuerpo y también se extiende a todo el universo.

53- Tu mente te otorga el control, la capacidad para tener cualquier reacción que desees.

54- Tanto la percepción como la experiencia son creaciones de la mente: el ojo y lo que ve, el oído y lo que oye, la lengua y lo que saborea, la nariz y lo que huele, los nervios y lo que estos sienten.

55- El nivel más elevado de la fe llega cuando la mente se pone en contacto con su propia inteligencia bajo la forma de experiencia.

56- Cuando la mente está en paz, las energías internas despiertan y obran milagros en nosotros, sin que exista de nuestra parte ningún esfuerzo consciente.

57- Dentro de ti hay una quietud y un santuario en el cual puedes refugiarte en cualquier momento y ser tú mismo. Ese santuario representa la simple conciencia del bienestar, que el devenir de los acontecimientos no puede violar. Allí no hay traumas y no se guarda dolor alguno. Es el espacio mental que cura y que todos buscamos para poder meditar.

58- Una mente serena es lo único que necesitas.

59- Porque cambiamos como el mercurio, la cualidad fluida de la vida nos es natural. El cuerpo material es un río de átomos, la mente, un río de pensamientos, y lo que los mantiene unidos, un río de inteligencia.

60- ¿Qué es la mente sino el experimentador, el conocedor? ¿Qué es el cuerpo sino lo experimentado, lo conocido?
Si logro cambiar mi atención de una hacia el otro, debe existir un "yo" que no está atrapado en el dualismo de mente o cuerpo.

61- No somos el cuerpo. No somos la mente. Somos los que poseemos una mente y un cuerpo.

62- Cuando alcanzamos un nuevo nivel de conciencia, se crea un mundo nuevo.

63- El conocimiento sólo es conciencia, el compuesto de todas las cosas a las que prestamos atención.

64- La bioquímica del cuerpo es el producto de la conciencia. Las creencias, los pensamientos y emociones producen las reacciones químicas que sustentan la vida en todas las células.

65- Cuando no mantenemos la continuidad de nuestra conciencia, todos caemos en vacíos de uno u otro tipo. Enormes zonas de nuestra existencia corpórea pierden el control, llevándonos a la enfermedad, el envejecimiento y la muerte.

66- Si deseas ver cómo eran tus pensamientos ayer, mira tu cuerpo hoy. Si deseas ver cómo será tu cuerpo mañana, mira hoy tus pensamientos.

67- Qué infinitamente hermoso es el sistema inmunológico, aunque al mismo tiempo es terriblemente vulnerable. Forja nuestro vínculo con la vida y sin embargo puede romperlo en cualquier momento. Conoce todos nuestros secretos, todos nuestros pesares. Sabe por qué razón una madre que ha perdido un hijo puede morir de dolor, ya que el propio sistema inmunológico ha muerto primero de ese dolor. Conoce todos los momentos en que un paciente de cáncer pasa a la luz de la vida o a la sombra de la muerte, ya que es el que transforma esos momentos en la realidad física del cuerpo.

68- Nuestra conciencia ya es un todo, ya está curada. Si nos sentimos interiormente divididos, la solución consiste en volver a sentirnos íntegros. La conciencia es su propia sanadora.

69- En los momentos de silencio, comprende que vuelves a entrar en contacto con tu fuente de conciencia pura.

70- Si pudiéramos permitir que la mente se expandiera y explorara realidades más elevadas, el cuerpo la seguiría. ¿No sería suficiente para salvarlo de la enfermedad y la vejez?

71- A medida que el descubrimiento espiritual se torna consciente, el círculo de la vida adquiere otra dimensión. Tu sentido del yo se expande ante el infinito. Cada vez más experiencia puede participar de la conversación sin fin que cada uno de nosotros mantiene con los cincuenta trillones de células de nuestro cuerpo.

72- Estar vivo es como una ola que se eleva vibrante desde lo invisible a lo visible, desde una región que los sentidos no pueden registrar a otra que registran. Cuanto más te acerques a la fuente invisible, mayor será tu capacidad curativa. Basta con alcanzar las profundidades donde la transformación se hace sin esfuerzo y es más poderosa.

73- Una modificación de la conciencia es el primer cambio.

74- Si logras penetrar la máscara de la enfermedad y entrar en contacto con tu yo interior, aunque sea unos minutos por día, avanzarás a zancadas hacia la curación.

75- Cuando experimentamos el silencio puro de la mente, el cuerpo también se silencia. Y en este campo de silencio la curación es mucho más eficiente.

76- Puedes usar la perspectiva cuántica para ver tu cuerpo como si fuera un fluir silencioso de inteligencia, una constante ebullición de impulsos que crean, controlan, y se transforman en tu cuerpo físico. El secreto de la vida a este nivel es que cualquier cosa que haya en tu cuerpo puede modificarse con la mera intención.

77- La intención es la socia activa de la atención, la forma en que convertimos nuestros procesos automáticos en procesos conscientes.

78- Las llamadas emociones tiernas surgen de la fuente de la vida; por lo tanto, son increíblemente poderosas.

79- Ninguna curación es posible sin comprensión. Es esta la que intrínsecamente motiva al cuerpo y hace surgir el deseo de sentirse bien.

80- En cualquier nivel al que se permita llegar las emociones, se restaura el curso de la vida. Nada hay más poderoso, ya que es este curso de vida el que nos ha sustentado siempre, a salvo de peligros, durante miles de millones de años de evolución. A toda velocidad, el río de la vida barre todo lo que encuentra en su camino y los obstáculos más pesados son empujados hacia el cauce principal, cual aguas estancadas que la corriente limpia.

80- En la medicina de cuerpo y mente, cualquier explicación encuentra sus raíces en una etapa más temprana, en el momento en el que el sistema inmunológico se vio debilitado por una influencia mental negativa.

81- Para curarse no es necesaria la lucha. No existe enemigo en tu interior. La recuperación sólo se asienta a nivel de la intención.

82- Si el sistema nervioso se purificara de tensiones, solo expresaría el Ser, que está siempre lleno de vida, ya que su naturaleza es la dicha.

83- Experimentar la dicha a toda hora del día sería señal de total esclarecimiento, pero incluso un breve encuentro resulta significativo: permite que en verdad sientas oleadas de conciencia que emanan del campo de silencio, salvan la brecha y se vierten en cada una de nuestras células. Todo esto es el despertar mismo del cuerpo.

84- La tarea del amor consiste en curar. Cuando fluye sin esfuerzo desde las profundidades del ser, el amor produce salud.

85- La comprensión y la experiencia son las dos piernas de la curación, que marchan una al lado de la otra. De esta forma, el ser que estaba inválido por el miedo descubre, sin tensiones ni presiones, el reprimido poder de la verdad que durante tanto tiempo ha sido negada.

86- El momento clave para curarse es aquel en que la pérdida del miedo provoca un cambio en las fluctuaciones cuánticas, lo que finalmente da por resultado la expresión física de la salud.

87- Todo miedo es, en definitiva, el miedo a la mortalidad disfrazado, el miedo a cambiar.

88- Cuando te resistes al fluir de la vida, en realidad te resistes a tu propia naturaleza interior, ya que todo lo que nos sucede es un reflejo de quiénes somos.

89- En silencio, en el seno de tu corazón, di que no deseas tener miedo.

90- Si alguna vez dejáramos de estar tan obsesionados por los resultados de nuestros actos, percibiríamos que los momentos de e interrumpen el constante fluir de la dicha. Se crea un vacío y dicho vacío es el discernimiento.

91- Si se las deja solas, las intenciones buscan automáticamente la realización.

92- Acepta lo que llega a ti plena y totalmente, de modo tal que puedas apreciarlo, aprender de ello y después dejarlo ir.

93- Si el cuerpo, obstinado y de aspecto sólido tal cual aparece, puede emprender este viaje, algo mucho más grande se logrará. Ya no soñaremos simplemente con liberarnos de los males de los cuales la carne es heredera, sino que seremos en verdad libres, vestidos con carne que se ha vuelto tan perfecta como nuestros ideales.

94- La curación completa depende de nuestra capacidad de dejar de luchar.

95- Para curar una enfermedad, debo cambiar la memoria celular de esa enfermedad, lo que se logra trascendiendo toda emoción, todo pensamiento y transformándose en testigo silencioso del proceso.

96- No siempre la lucha física es la solución. Un simple deseo se transforma en el disparador de la transformación.

97- El sentido interior del "yo" está compuesto con imágenes del pasado, de todos los temores, esperanzas, deseos, sueños, amores y decepciones que llamamos "míos". Sin embargo, si te deshaces de todas estas imágenes, aún queda algo del "yo": el que toma las decisiones, la pantalla, el testigo silencioso.

98- Cuando entras en contacto con la parte de ti mismo que es eterna y que no cambia, posees el verdadero conocimiento de tu propia inmortalidad y el miedo se derrite como la nieve con la brisa del verano.

99- Después de recuperarnos de una enfermedad, llega el momento en el que sentirse enfermo da nuevamente lugar a sentirse bien.

"Soy una persona nueva", dices, y tienes razón: tu cuerpo ha impreso una nueva creación que es sana en lugar de enferma.

100- Volver a unirse con la naturaleza es vital: permite que la naturaleza interior y la exterior se fundan, cicatrizando una separación que en principio jamás existió.

101- Todos somos diferentes porque caminamos por jardines diferentes y nos arrodillamos ante tumbas diferentes. Hemos metabolizado e introducido en nuestro cuerpo cada vestigio de experiencia que se ha cruzado en nuestro camino. Y ahora, a medida que entramos en estados de conciencia mas elevados, también metabolizamos aquellas experiencias. Estas también almacenan el conocimiento de realidades superiores, completas y formadas, y están a la espera de que tú las descubras.

102- A pesar de la apariencia de ser individuos separados, todos estamos conectados a los patrones de inteligencia que gobiernan el cosmos.

103- Camina al sol todos los días, al menos los pocos minutos que te lleve recordar que el universo es nuestro verdadero reloj.

104- Una relación íntima gratificante es la que te permite ser tú mismo.

105- La curación y la paz duraderas sólo son reales a nivel de nuestro Ser.

106- La gente sana no vive ni en el pasado ni en el futuro. Vive en el presente, en el ahora, lo que da al ahora un sabor de eternidad, ya que ninguna sombra lo empaña.

107- Yo creo en la bondad de mi médico. Él me dijo que el propósito de la vida es ser feliz y recibir pensamientos sabios y felices de todas partes del universo.

108- Si encuentro una pradera verde salpicada de margaritas y me siento a la vera de un arroyo cristalino, acabo de encontrar el remedio.

109- Este día no puede durar si tú no lo mantienes vivo. ¿Le darás una oportunidad?

110- Atiende tu propia salud y bienestar interiores. La felicidad se irradia como la fragancia de una flor y atrae hacia ti todo lo bueno. Permite que tu amor te nutra a ti y también a los demás. No te esfuerces corriendo detrás de las necesidades de la vida, es suficiente con permanecer en silencio, alerta y consciente de ellas. De esta forma, la vida se desarrolla en forma más natural y sin esfuerzo. La vida está aquí para disfrutarla.

Fundamentos

La medicina cuántica aplica los conocimientos de la física cuántica en la curación del paciente y explica con varias teorías el propósito de curar al paciente en el ámbito cuántico y también la aplicación en la tecnología de punta en los procedimientos médicos de diagnóstico y tratamiento. Por eso no existe un postulado único en la aplicación y utilidad de esta medicina, existiendo varios procedimientos:

1.- Teoría de interacción de los campos bio electromagnéticos durante la relación médico-paciente.

Según esta técnica, el cuerpo humano está formado por células que mantienen una actividad físico-mecánica y química, pero, además, eléctrica, lo que se demuestra con el *electroencefalograma* o un *electrocardiograma* que sirven para medir la actividad eléctrica del cerebro y del corazón, respectivamente. De hecho, todas las células vivas tienen una carga eléctrica de entre 70 y 90 milivoltios cuando están sanas y cuando están enfermas su carga eléctrica disminuye (60 milivoltios, 50, 40...) y cuando llega a 0 milivoltios, la célula muere y se disgrega. Todas estas cargas eléctricas, presentes en todas las células y en todos los órganos, generan campos magnéticos, no pudiendo existir una célula con electricidad y sin un campo asociado. Estos campos electromagnéticos parecen formar una primera barrera de protección en torno a la célula, un verdadero campo de fuerza que mantiene a la célula protegida de muchas agresiones externas que tienen una carga energética muy leve. Agrupados en cada célula y cada órgano en un campo mayor asociado a cada ser vivo, pueden ser percibidos por algunos seres sensibles o entrenados para ello mediante el yoga, meditación y otras técnicas.

Cuando nos dormimos, la frecuencia de nuestro organismo baja a 8 ciclos por segundo, justo igual al campo magnético de la Tierra. Es decir, cuando dormimos nos sincronizamos con el campo magnético de la Tierra y de esta forma se permite que nuestro campo se limpie de anomalías, interferencias energéticas y de alteraciones en la fuerza del campo (causadas por nuestra propia actividad mental, emocional y física, por la interrelación con otros campos de energía, el estrés, etc.).

La estimulación del mecanismo de autocuración (el efecto placebo de los fármacos se incrementa), consigue que el paciente se siente aliviado desde el momento en que acuden al consultorio médico.
Si no existe esa confianza o manifestación afable entre ambos, o no se cree en los medicamentos, la curación no será posible, aunque se logre un efecto paliativo.
La presencia del médico influye notablemente sobre el paciente que se siente capaz de luchar contra la enfermedad. Si usted no cree en la medicina natural no pierda el tiempo y dinero. El milagro de la curación no se efectuará.

2.- *Teoría de curación por la meditación y visualización trascendentales.*

La mayoría de las sanaciones extraordinarias que ocurrieron durante la historia de la humanidad, tendría su explicación en nivel cuántico. Estos terapeutas místicos conocían de modo intuitivo o experimental los métodos de relajación física y mental, así como en qué consistía el estilo de vida saludable, y la visualización para la solución de las enfermedades. Indudablemente Jesucristo era un ejemplo de ello, lo mismo que Mesmer (descubrió el magnetismo animal), Phineas Parkhurst (filósofo y curandero), José Silva (método Silva), y Mikao Usui el creador del Reiki.

Puesto que la conciencia es un fenómeno cuántico integral (física, emocional, mental y espiritual), el sanador transfiere su energía curativa mediante la imposición de las manos o también puede realizarla una sesión de sanación a distancia, es decir en el ámbito cuántico.

La sanación a través de la meditación y visualización trascendentales sería la medicina cuántica propiamente dicha, porque utiliza la bioenergía, concretamente la mente cuántica con fines terapéuticos y el toque cuántico o la imposición de las manos que es una forma de canalizar la bioenergía hacia el paciente. Es un método sutil, no perceptible, no medible, no observable, por lo que los científicos no le dieron la debida importancia para el estudio, pasando esta disciplina a ser considerada una materia esotérica. Los mecanismos de sanación de la medicina cuántica propiamente dicha son dos:

a) LA PROYECCIÓN DE LA MENTE CUÁNTICA.

Conocemos la existencia de una bioenergía bioelectromagnética que proviene del cerebro y que se propaga como la radiación bioelectromagnética del fotón hacia el infinito, a la velocidad "c" (300.000 k/s). No tenemos sentidos para percibir dicha radiación, por eso se dice que es una manifestación extrasensorial.

Tal como no percibimos las radiaciones de ultravioleta, ondas de TV., radio, teléfono móvil, que están presentes por todas partes y que es necesario un aparato receptor, tampoco podemos percibir las radiaciones bioelectromagnéticas de la mente cuántica. Dicha energía mental tiene una información que se puede irradiar a la persona referida con el propósito de sanación.

El sanador entra en un estado de relajación mental y concentración, llamada también la meditación trascendental, que consiste en cerrar los ojos, aislarse de todo pensamiento circundante, enfocar un determinado asunto que puede ser el órgano o sistema afectado del paciente. Durante la meditación predomina el ritmo alfa característico de la meditación profunda.

La imaginación subjetiva inducida por la meditación y visualización enfoca un problema de diagnóstico (clarividencia) o tratamiento que consiste en visualizar en la pantalla mental y reemplazar imaginariamente un estado enfermo y pasarlo a sano, sea órgano o sistema. Ejemplo, en una artritis de rodilla, en la meditación se imagina la inflamación de la rodilla, para luego reemplazar esta imaginación con una rodilla sana. Se postula que la mente cuántica viaja y llega al órgano, y traspasa como si fueran rayos X con una información cuántica de curación del órgano afectado. Algunos sanadores utilizan canales de irradiación como la imposición de manos o toque cuántico.

Otros prefieren solamente enviar señales telepáticas a cualquier distancia. Por eso se puede sanar mediante este método a una distancia cualquiera, que puede ser intercontinental, una característica que encontramos igualmente en el fotón. Este método no puede ser realizado por cualquiera, y se requiere un entrenamiento riguroso en fenómenos extrasensoriales. Además, es una terapia sutil, no perceptible, que requiere como toda ciencia médica un entrenamiento constante en un determinado tiempo.

b) LA ACTIVACIÓN DEL MECANISMO DE AUTOCURACIÓN.
Cualquier persona que tenga el deseo de curación, que puede ser un médico, curandero u otro terapeuta, puede activar el mecanismo de autocuración. Los medios activadores son: la palabra optimista, el examen físico, la receta, la imposición de las manos, el masaje, la acupuntura, etc.
El ser humano posee un fabuloso mecanismo de autocuración cuando un agente biológico que puede ser un microorganismo (bacteria, virus, hongos o parásitos), invade el cuerpo humano.
En ese momento genera una red de respuestas inmune, tanto innata (monocitos, macrófagos, células killer), como inmunidad adaptativa efectuada por los linfocitos T y B. Como

resultado de esta batalla, si el sistema inmune es fuerte, el microorganismo queda destruido.

Cuando una persona se rompe un hueso largo como el fémur o húmero, se requiere juntar los dos fragmentos en su eje natural para que se active el mecanismo de autocuración, consistente en la formación del hematoma, sintetizar el precallo, para luego formar el callo óseo y luego remodelarlo.

Sin este fabuloso mecanismo de autocuración de nada serviría unir el hueso, incluso con apoyo de placas metálicas, porque la fractura permanecería y no se pegaría.

Cuando hay una lesión vascular se activa la hemostasia, una fase inicial vascular, seguido de la fase plaquetaria y de coagulación. A través de este mecanismo el cuerpo se defiende del sangrado cuando se lesionan los vasos pequeños. Cuando la lesión es un vaso grande puede requerir intervención quirúrgica, pero sin este mecanismo de autocuración, una epistaxis, un pequeño sangrado de encías o una pequeña herida, no dejaría de sangrar como si fuera un paciente que tuviera un déficit en la coagulación. Sin embargo, no siempre el mecanismo de autocuración es suficiente para compensar la función de un órgano y la enfermedad progresa inexorablemente y la muerte es inminente.

Durante el acto de curación se puede activar la farmacia interior. Los medicamentos que se administran bajo la forma de inyectables, tabletas, jarabes, soluciones tópicas, etc., activan su mecanismo de acción. Desde que se ha desarrollado la farmacología en la Edad Media y Moderna, la humanidad posee una inmensa cantidad de fármacos para cada enfermedad.

El mecanismo de autocuración tiene sus propios antibióticos que son: los linfocitos, lisozimas, complementos y anticuerpos que destruyen a las bacterias. Tenemos también los analgésicos endógenos como las encefalinas y endorfinas que se comportan como opiáceos internos, bloqueando la transmisión del dolor.

Los antidiabéticos orales estimulan la liberación de la insulina de las células beta del páncreas. Los antiinflamatorios endógenos, tanto las citoquinas como la interleuquina 10 o el cortisol, inhiben la liberación de los mediadores de la inflamación.

Algunos medicamentos activan el mecanismo de autocuración, tal y como ocurre con los antibióticos que al destruir a las bacterias permiten que reaccione el sistema inmune, sin el cual la vida sería imposible. Las drogas tienen una "acción permisiva" para que el propio organismo se autocure. No obstante, algunos medicamentos tienen el efecto contrario y no permiten que el cuerpo se cure por si mismo. Este es el caso de los inmunosupresores, la quimioterapia y los sedantes.

El "efecto placebo" de los fármacos es un dato fidedigno del mecanismo de autocuración, que se logra por la autosugestión del paciente.

Se han realizado numerosos estudios con productos sin efectos farmacológicos pero que al final tuvieron el efecto placebo, es decir, un cierto alivio de la enfermedad por autosugestión de curación.

Por ejemplo, en los pacientes con cáncer terminal que cursan con dolor intenso, se administra un supuesto potente analgésico que puede ser una cápsula de glucosa o un inyectable de agua destilada, logrando aliviar el dolor. Lo que pasa es que el cerebro del paciente se convence que ha recibido un potente analgésico, y esa creencia o fe logra bloquear el dolor a través de la liberación de opiáceos endógenos que actúan en los receptores de dolor, bloqueando la transmisión. Todos los medicamentos tienen un factor adicional al efecto farmacológico que es el placebo y que está en relación a la solvencia del medicamento, del optimismo del médico y el grado de fe del paciente al recibir el fármaco.

La "fe" es una buena herramienta para activar el mecanismo de autocuración, pero lo ideal es que la tengan los dos: médico y paciente. La oración en boca de alguien que tiene fe espiritual con propósito de sanación, es una poderosa herramienta para activar el mecanismo de autocuración. Por eso el médico sanador debe tener la cultura de la "fe" en sus recetas, actos médicos y también inducir la fe en sus pacientes para su curación.

En general, la medicina alopática occidental no está de acuerdo con la aceptación popular hacia las medicinas alternativas, básicamente porque no se enseñan en sus escuelas y universidades, y porque sus representantes trabajan al margen de su control.

La inmensa mayoría de los médicos salen de las universidades pensando que el cuerpo humano es solamente bio-química, llegando a creer que en el cerebro se almacenan las sensaciones y sentimientos. Así que en caso de enfermedad psicológica, un fármaco químico la podrá resolver. Este es el método científico que emplean.

Se hace imprescindible educar a los médicos y al público en general sobre cómo funciona el cuerpo humano en el plano energético, vibracional, sensitivo y en su relación con el cosmos. Hay que enseñarles a considerar que el alma no es un concepto metafísico, que el cerebro no rige los sentimientos ni el comportamiento humano, y que nuestra dependencia del entorno global del universo es total. Todos los seres vivos formamos parte de una gran estructura universal, y del mismo modo que nuestro corazón al formar parte del cuerpo depende del conjunto orgánico para funcionar, nosotros, como individuos, también dependemos e influimos en el universo.

Cibernética

La forma humana es realmente un modelo holográfico compuesto de miles de células, cada una con su propia frecuencia vibratoria. En la Primera Banda de Frecuencia existen las réplicas de todas las células, la base del molde para el cuerpo humano. En la segunda banda de frecuencia existen los programas de todas las células y su funcionamiento. En la tercera banda de frecuencia existen células que conforman la bio-química del cuerpo.

En los diferentes niveles de frecuencia existen estructuras que son invisibles para la ciencia moderna y a simple vista, sin embargo, son tan reales como cualquier cosa que podamos tocar.

En cuanto a la Medicina en sí, en lugar de utilizar una planta medicinal o un medicamento se puede optar por utilizar productos homeopáticos o sales de Schüssler, pues estos elementos actúan produciendo fenómenos vibracionales. Las sales de Schüssler, por ejemplo, se unen a los órganos afectados por la carencia de una determinada sal mediante las vibraciones que emiten las partes afectadas y que son iguales a la sal que suministramos. Por extraño que parezca, estas terapias suelen ser aceptadas por los médicos químicos, aunque no comprendan su modo de funcionamiento. Y si admitimos que funcionan mediante frecuencias, debemos admitir las teorías de la medicina cuántica. De esta manera, se parte de una nueva perspectiva y nuevos elementos terapéuticos, hasta el punto en que no se utilizan siguiendo el tradicional método homeopático de posología y dilución. El tratamiento con ultrasonidos es uno de los más habituales. Indudablemente nos encontramos con un método de medicina muy diferente, aunque no todos los expertos siguen las mismas pautas. Demasiado complicada. La mejor recomendación es intentar efectuar una Medicina Integral y ver por sí mismos cómo funciona. En esta misma línea, que podemos aplicar como un complemento a la medicina, estaría el uso de los cristales.

Memoria celular

Cuando focalizamos algo con atención, se hace más fuerte.
Así es que, si hablamos mucho de nuestros traumas, seguramente los vamos a somatizar en lugar de eliminarlos, tal y como prometen los psicoanalistas.
La propuesta es cambiar simplemente la atención hacia otras cosas y de ese modo trascendemos el problema, aunque también se podrían movilizar soluciones subyacentes.
Puesto que nuestro sistema celular guarda siempre una memoria, los procesos patológicos se podrían revertir a una época de salud. Las células de la piel cambian una vez por mes, pero no olvidan la diferencia que hay entre frío y calor. Las papilas gustativas cambian cada seis semanas, pero no olvidan la diferencia entre dulce, amargo y salado. Lo que resulta difícil de explicar es porqué estas células nuevas no consiguen regenerar el órgano enfermo, tal y como ocurre con las células hepáticas en caso de cirrosis. Pero para comprender este hecho no tenemos que pensar en ninguna teoría esotérica, sino simplemente en las características de la mitosis o división celular. El hecho es que nuestros recuerdos de estos campos de información, se están reencarnando constantemente en el cuerpo físico. Si se cambia la memoria (el recuerdo), también se podría

cambiar la expresión física del cuerpo, pero hay que encontrar el modo. En ocasiones se logra modificar esa memoria, pero pasado el tiempo el mal se reproduce, lo que indica que es todo el sistema celular en conjunto lo que determina la memoria. Si conseguimos olvidar y simplemente vivimos el presente, quizá logremos mejores resultados.

La Homeopatía trabaja con memorias y lo que hace es evocar un cambio de memoria a nivel celular, al darle muy pequeñas dosis que vuelven a alterar la memoria de la célula y esto puede en realidad ser muy efectivo.

Pero no parece trabajar a nivel material, sino más bien mediante sonidos o vibraciones en la consciencia, lo que nos lleva a considerar que no es un método exclusivo o único, y si pudiéramos producir esas vibraciones en la consciencia, se podría lograr el mismo efecto.

Efecto placebo

¿Por qué se producen curaciones espontáneas del cáncer y por qué la medicina convencional no puede explicarlas? La meditación trascendental intenta explicar estas curaciones espontáneas como el producto de saltos energéticos en el nivel más profundo de la conciencia: son curaciones cuánticas sujetas a la voluntad del enfermo.

La medicina cuántica no se puede relacionar con la medicina científica, pero sí con la terminología científica. Parece lo mismo, pero no es así. El quantum o salto cuántico designa un impulso desde un determinado nivel de funcionamiento hasta otro superior. En los casos de curaciones espontáneas se produce ese ascenso hacia el nivel superior de la curación cuántica.

Numerosos médicos se han encontrado con que no tienen explicación a estas curaciones espontáneas, pero les gustaría tenerla para poder reproducirlas. Pero la medicina cuántica no es científica, y eso supone una fortuna, ya que la ciencia busca reproducir los fenómenos a voluntad y en cualquier circunstancia. Pero cuando hablamos de seres humanos o de seres vivos, nada es predecible sin entender las leyes del universo. Un laboratorio de experimentación no es el sitio más adecuado para reproducir los fenómenos de la naturaleza.

Cuando a un enfermo le alejamos del hospital y le llevamos a su casa, la enfermedad evoluciona de otro modo, lo mismo que cuando le envolvemos en sábanas limpias, le hacemos escuchar buena música, le acompañamos con afectividad o empleamos palabras sabias.

El efecto placebo, algo menospreciado por los científicos, es en realidad la movilización de todos los recursos mentales y espirituales para la autocuración. En realidad, lo único que el enfermo hace es no dejar la curación de su enfermedad exclusivamente en manos del médico ni de los medicamentos. Toma parte activa con sus sentimientos, con su espíritu conectado a las fuerzas del universo, lo que ocasiona que el cuerpo físico encuentre unos aliados mentales idóneos que le ayudarán a curarse. Claro que ahí no interviene el médico, y eso no les gusta ni les proporciona dinero. Si todos los enfermos se curasen mediante el efecto placebo ¿de qué comerían los médicos y los vendedores de medicamentos? Así que de lo que se trata es de menospreciar el efecto placebo, nunca de buscarlo.

Este efecto indudablemente no siempre se materializa, quizá porque nos han hablado con tanta prepotencia científica de él que nos parece un cuento de hadas, y la mayoría de las personas ya no creen en ellas. Así que pongamos nuestro cuerpo en la ciencia, y no nos olvidemos de pagar a los científicos. Verán, los médicos intentan hacer uso del efecto placebo dentro de la práctica clínica actual mediante los ensayos clínicos controlados. En las investigaciones de laboratorio y en la fase de ensayos clínicos con fármacos la población en la que se prueba el efecto del fármaco se divide en dos grupos seleccionados aleatoriamente, de modo que uno de ellos recibe la medicación (grupo experimental) y otro recibe una sustancia inerte o placebo (grupo control). Si el fármaco es efectivo, los resultados correspondientes al grupo experimental muestran diferencias estadísticamente significativas respecto de los resultados obtenidos en el grupo control.

Los pacientes que se incluyen en los ensayos clínicos controlados reciben mucho más que una sustancia farmacológicamente inerte, es decir; estos enfermos presentan una evolución mejor que el resto de pacientes no incluidos en el ensayo y a veces tan buena o mejor que los pacientes incluidos en el lado experimental. Pero este control está equivocado en origen, puesto que no tiene en cuenta el papel de la mente y el espíritu del paciente.

Si usted, médico, le entrega un tratamiento aparentemente inocuo a un paciente diciéndole que con seguridad le va a curar, y se lo dice con amabilidad y en un entorno alejado de la frialdad del hospital, lo más probable es que el efecto placebo actúe de forma eficaz, aunque no siempre resuelva la enfermedad totalmente. Pero en los hospitales las pruebas con placebos no van acompañadas de nada de esto, esencialmente aquella en la cual se le asegura al enfermo que se va a curar. Eso no pueden prometerlo porque su ética profesional y legal se lo impide. Pero si no le prometen la curación, la mente del enfermo no se moviliza, así que el placebo no funciona. Además, el hospital angustia al enfermo, está fuera de su entorno y siente que el poder sobre su cuerpo lo tiene el médico.

Tampoco se atreve a ser sincero con el médico en el caso de que su opinión contraste seriamente con él, por miedo a que no le traten con la adecuada afectividad.

Todo esto hace que el placebo no funcione y sea más eficaz acudir a Fátima o a un chamán. Aquí la curación "milagrosa" es posible, pero no tiene nada de milagrosa.

Es la consecuencia de la unión de la mente, cuerpo y espíritu para lograr restablecer el equilibrio orgánico.

Las oraciones y la fuerza de voluntad, además de visualizarnos ya curados, son algunos de los recursos para movilizar el efecto placebo. Todo ello apunta a que se ha producido un salto cuántico, algo que la medicina oficial no quiere analizar. La curación cuántica se produce en un campo al margen de los métodos exteriores y de la alta tecnología y se centra en el núcleo del sistema cuerpo-mente-espíritu. En ese núcleo se inicia el proceso de curación y para alcanzarlo hay que traspasar los niveles más elementales del cuerpo, ya sean células, tejidos u órganos, hasta llegar al punto de encaje entre la materia y la mente, el lugar donde la conciencia logra impactar eficazmente.

Los procesos que determinan la curación cuántica y las técnicas necesarias tienen que ver con la paz interior, la cual se logra mediante la felicidad del enfermo que permitirá que la conciencia encuentre su propio camino por encima del daño sufrido por el organismo.

¿Cambiamos el mundo?

Si queremos cambiar el mundo, una noble intención, primero tenemos que cambiar nosotros, porque somos el mundo. Esto queda parcialmente explicado en el siguiente texto védico en el que hablan dos personas:

"¿Cómo reconoceré el estado cuando lo alcance?"

Respuesta: *"*No tendrás miedo. Tu propio cuerpo está lleno de misterios y peligros y sin embargo no le tienes miedo, porque lo tomas como propio. Lo que no sabes, es que todo el Universo es tu cuerpo y no tienes porque temerle. Se podría decir que tienes dos cuerpos: el cuerpo personal y el universal. El cuerpo personal va y viene, el universal está siempre contigo. Toda la creación es tu cuerpo universal. Uno está tan ciego por lo que es personal que no puede ver lo universal. Esta ceguera no desaparece sola, sino que debe deshacerse hábilmente".

Pregunta: *"Si soy sólo una parte del mundo, ¿cómo puede estar contenido todo el mundo en una parte, como si fuera el reflejo de un espejo?"*

Respuesta: *"*El cuerpo personal es una parte en la cual está fabulosamente reflejado el todo, pero también tienes un cuerpo universal. Ni siquiera puedes decir que no lo conoces, porque lo ves y experimentas constantemente, sólo que lo llamas el mundo y le temes".

Hay personas que suelen demonizar en busca de culpables de su situación actual, y eso nos lleva a un comentario que Gorbachov le hizo a Reagan: *"Les vamos a hacer algo horroroso a Uds., los americanos. Les vamos a dejar sin enemigos"*. Eso puede suponer un impacto para las personas que se consideran siempre como no-culpables de sus infortunios. ¿Qué hacer cuando los enemigos desaparecen? ¿No es acaso la postura mental de quienes culpan de los males de la Humanidad siempre a los mismos? Políticos, estadounidenses, banqueros y empresarios, se llevan toda la culpa del hambre y las guerras. Nosotros, como individuos aislados no somos culpables, quizá las víctimas, así que nada tenemos que cambiar. Pero ¿podríamos sentirnos culpables a nivel mundial? ¿Acaso no conseguimos con una conciencia universal derribar el muro de Berlín?

LECCIÓN 3

LAS MEDICINAS COMPLEMENTARIAS

El principio fundamental de la medicina cuántica es el "deseo de curación". Si una persona desea curar a su prójimo puede lograr la curación de acuerdo a su preparación y posibilidades. Todos los que practican el acto de curar ya sea el médico, paramédico, curandero, chaman, sanador, etc., practican la medicina cuántica, porque todos ellos tienen el deseo de curar. Hasta incluso en el hogar los padres pueden practicar el acto de curar cuando el niño al golpearse en la mano o la rodilla, acude llorando a ellos y le pasan su mano sobre la zona de golpe. En ese momento el niño siente alivio en su dolor y deja de llorar. Realmente el dolor era real, no lo podemos minimizar por la rapidez en que cesó, sino por la eficacia con la cual sus padres le curaron. Esto es también medicina cuántica.

El "deseo" de curar tiene el "poder" de hacerlo, pues desear es querer hacer un cambio. El deseo es la primera y la más importante fase de un logro, después viene la acción, es decir, la modalidad de la medicina cuántica. El deseo y acción de curación se cumple por varios mecanismos: La palabra "te vas a curar", la imposición de las manos, el utilizar objetos esotéricos, la receta médica, la oración, etc., sirven todos para que el mecanismo del deseo tenga el poder de llevarnos hacia la curación. Se activa el mecanismo de autocuración y se incrementa el efecto placebo de los medicamentos recetados.

Sin embargo, si bien es cierto que todos podemos tener el deseo de curación, por consiguiente, practicar la medicina cuántica, los que están más preparados académicamente (médicos, naturópatas, acupuntores), o empíricamente (chamanes y místicos) pueden acertar mejor en sus remedios. El conocimiento amplio no supondría un freno a la eficacia en el tratamiento, aunque sí lo podrían ser los conocimientos ortodoxos que no contemplan los cuatro elementos de la vida: cuerpo, mente, alma y universo. El estudio de las estructuras macroscópicas, microscópicas y moleculares del cuerpo humano, las patologías, la semiología y la farmacología, son conocimientos deseables para la medicina cuántica, pero no imprescindibles.

Medicina química

Si usted está recibiendo quimioterapia necesitan información sobre el tratamiento. No se ponga incondicionalmente en manos del médico, pensando que así todo será mejor. Si no les satisfacen sus respuestas, vayan a ver a otro, o al menos no adopte una posición de sumisión. Usted es el enfermo y tiene todo el derecho a saber todo sobre su mal. La curación debe ser conjunta, entre usted y el médico, y si el ego del doctor se transforma en prepotencia cuando se siente analizado, entonces cambie de médico. Necesita tener toda la información posible para que su inteligencia se ponga en marcha y active los procesos de curación. De la ignorancia no nace la verdad.

Las mujeres que padecen cáncer de mama y no han cedido el control total de su enfermedad –"me pongo en sus manos"- a su médico, suelen curarse mejor y más rápidamente que las sumisas. Es como si bloquease la capacidad curativa que tiene su cuerpo, pues le ha pedido que no haga nada, que lo deje todo en manos del médico. Debe ser el enfermo quien controle y tome las decisiones, utilizando el asesoramiento del médico para que proporcione información. Eso es esencial. Es posible que las decisiones de su médico sean correctas, pero debe conocer las razones. Con frecuencia, muchas de las decisiones aparentemente sabias que toman los médicos no están razonadas, y son solamente un protocolo que siguen con todos los enfermos. Si a otros les dio resultado, a este también –dicen-. Pero ¿no somos acaso únicos e irrepetibles en el universo? ¿Por qué el modo de tratar a cada enfermo no tiene en cuenta este hecho?

Si tiene dudas consulte libros y utilice Internet. En pocos días quizá sepa tanto de su enfermedad como el propio médico, estando en disposición de ser un crítico objetivo. Ya no le importarán ni el prestigio de ese médico, ni los medicamentos tan costosos que le estén administrando. Solamente juzgará por los resultados.

Cuando busque información nueva deberá irse a otras fuentes, y no siempre en la misma línea. Si decide cambiar de su médico de la sanidad pública a otro privado, sepa que ambos han estudiado los mismos libros y principios; que utilizarán los mismos medicamentos y que seguramente le hablarán de los mismos resultados. Nada nuevo, salvo que el médico privado será más amable y le escuchará con más paciencia, pero luego tendrá que ir a la farmacia por medicamentos similares de nombre comercial diferente. El médico siempre le dirá algo así como: "*vamos a probar con...*" ¿Cuándo cree que escuchará algo más aleccionador?

Todos los libros de medicina química dicen lo que debe hacerse, aunque no explican con tanto detalle porqué. Incluso el autor del libro no se ha basado en su propio criterio y más bien se apoya siempre en otros libros similares. Busque entonces información en las medicinas alternativas. En ellas hay docenas de opciones y si sabe discriminar seguramente encontrará la que usted necesita.

Un ejemplo de ello lo tenemos en el protocolo que se sigue para el tratamiento del SIDA, algo que es cuestionado seriamente por los expertos en medicina natural. También lo critican muchos médicos químicos, pero estos se encuentran más condicionados por su gremio y no se atreven a contradecir a sus compañeros abiertamente. Desde una perspectiva distinta el virus no es la causa de la enfermedad. Es simplemente el agente que precipita la enfermedad en un organismo susceptible. De ahí que muchas personas tengan el virus y no tengan síntomas. Un caso clarificante es el de ese atleta de unos cuarenta años de edad que tenía el récord mundial de natación de los cien metros para su edad y que en un análisis rutinario le detectaron el virus. De ser una persona vital y feliz, pasó a estar hundido. Todavía tenía facultades para el récord mundial de natación, pero dejó todo y se preparó a morir, aunque con un costoso tratamiento médico. Le quitaron toda esperanza y deseos de vivir.

Cuando el paciente comprende su enfermedad y siente que colabora con el médico, cuestionando y analizando entre ambos la terapia, la mejoría es mejor y más sólida.

Otra pregunta es por qué hay que medicar a una persona que está asintomática, aunque los resultados de los análisis nos digan que está enfermo. También deberíamos hablar de los medicamentos preventivos, por ejemplo aquellos que se dan para evitar los daños de la hipertensión y que no actuarán sobre la misma enfermedad. Ejemplo que podíamos abarcar al exceso de colesterol y los protectores gástricos. No curan la enfermedad, pero dicen evitar efectos colaterales que seguramente nunca se darán, pero que con seguridad sí producirán nuevas enfermedades.

¿No es mejor dejar a esos enfermos en paz y dejar que sigan disfrutando de la vida, intentando que no se preocupen de enfermedades que en realidad son solamente síntomas del reajuste del cuerpo por curarse?

Vacunas

Las vacunas actúan sobre la memoria del sistema defensivo y algunas de ellas han sido muy agradecidas, como la de la Polio, pero otras muchas están muy cuestionadas y seguramente el daño se extenderá a varias generaciones. Hay datos que nos aseguran que otras enfermedades no han desaparecido gracias a las vacunas, sino simplemente a que las bacterias causantes ya no se agrupan ni tienen poder para hacer daño al huésped.

Con vacunas o sin ellas, estas enfermedades habrían dejado de ser endémicas, tal y como creemos ha ocurrido con la tosferina y la difteria. La mayor higiene y limpieza en general, la mejor nutrición, y la mutación natural que ocurre espontáneamente en los microorganismos a través del tiempo, ha sido la causa real.

Un problema de libertades son ese 80 o 90% de los médicos que creen que la inmunización debería ser obligatoria. Nadie hasta entonces ha creído que se podría obligar a una persona, mucho menos a un niño, a introducir un medicamento en su cuerpo. Afortunadamente hay bastantes inmunólogos y juristas que, de momento, les han conseguido detener.

El Dr. James R. Shannon, director del The National Institute of Health, declaró que "la única vacuna segura es la que no se utiliza."

Durante muchos años se insistió en la necesidad de vacunar a toda la población mundial contra la viruela, y ahora que parece erradicada se dice triunfalmente en que es gracias a su difusión mundial. Sin embargo, no se aclara que precisamente cuando se comenzó esa vacunación masiva fue justo en el momento en que la enfermedad estaba casi erradicada. Japón, por ejemplo, introdujo la vacunación obligatoria en 1872, Japón presentó la vacunación obligatoria en 1872, pero veinte años más tarde hubo 165.774 casos de viruela con 29.979 muertes a pesar del programa de vacunación. En Inglaterra la vacunación obligatoria se estableció en 1867. y 4 años más tarde el 97,5% de las personas entre 2 y 50 años ya habían sido vacunados. Sin embargo, en 1867, un año después del comienzo de la campaña, Inglaterra sufrió la peor epidemia de viruela de su historia con 44.840 muertes. Entre 1871 y 1880 la incidencia de la viruela alcanzó todavía a 46 personas vacunadas de cada 100.000. Indudablemente no funcionaba como protección.

Gran parte del éxito atribuido a los programas de vacunación preventiva deben atribuirse a la mejora en la salud pública relacionados con la calidad del agua y el saneamiento, con menor grado de hacinamiento de las condiciones de vida, mejor nutrición, y los niveles de vida más elevados.

Observamos que los programas de vacunación masiva a una población comienzan siempre cuando la incidencia de enfermos ha comenzado a disminuir, siendo muy probable que seguiría esa tendencia si no se hubiera vacunado a nadie. La vacunación contra la polio es otro ejemplo, ya que antes de introducirse en 1956 la incidencia había disminuid un 82%. A principios de 1900 un astuto medico de Indiana, el doctor W.B. WB Clarke, declaró que "el cáncer era prácticamente desconocido hasta que se hizo obligatoria la vacunación contra la viruela. Desde entonces he tenido que tratar doscientos casos de cáncer, y nunca he visto un caso de cáncer en los no vacunados".

Hay una creencia generalizada de que las vacunas no deben ser criticadas porque el público las demanda. Esto sería válido sólo si el público conociera también sus efectos secundarios, tal y como suelen suceder con los medicamentos. Pero mientras que la mayoría de los enfermos admiten estar seguros del potencial dañino que tienen los medicamentos que les recetan, ninguno se cuestiona la inocuidad de las vacunas. "Esto es para reforzar sus defensas –les dicen." Y con este sesgado argumento no hay quien dude de su veracidad.

Las vibraciones

El efecto sutil de las vibraciones universales no captadas por nuestros sentidos, explica porqué algunos médicos que tratan con más afecto y dedicación a sus pacientes tienen más éxito en su profesión que aquellos que creyéndose sabios ven como "casos clínicos" y no como seres humanos a sus enfermos, primero pidiendo pagos económicos a cambio de una sonrisa posterior. Los otros profesionales dedicados a la curación como los curanderos, místicos, homeópatas, naturópatas, etc., también pueden practicar la medicina cuántica por su alto nivel de aceptación popular y su mejor conocimiento de las medicinas complementarias.

La medicina cuántica no es una medicina alternativa ni complementaria, porque está presente en todas las personas que se desean curar realmente, aunque no se conocía este concepto porque es una nueva visión del acto de curación a nivel cuántico. Todos los que desean curar a su prójimo están implícitamente haciendo la medicina cuántica. No es una especialidad sino un nuevo enfoque del acto de curar. No existe como medicina alternativa porque la medicina es integral, y una medicina no puede ser la alternativa de otra. Las diversas medicinas se complementan, pero no se excluyen entre si.
Todas las medicinas son válidas mientras que no tengan efecto dañino contra la salud, y el paciente pueda escoger y complementar su terapia integral.

Las medicinas naturales son modalidades ancestrales de la medicina cuántica aún sin saberlo, que ya han llegado a todos los países y que se mezclan con los conocimientos indígenas. Sus efectos no se miden científicamente, sino empíricamente, lo que no invalida su eficacia. Pudiera ser que su gran eficacia fuera una mezcla de efecto placebo, irradiación de la energía curativa del sanador, y efecto curativo real del producto empleado. Aunque la medicina química se resiste a darlas validez, muy probablemente se deba exclusivamente al desconocimiento que tienen de ellas y a simples celos profesionales.

El uso de técnicas de difícil valoración como los péndulos, cristales o pirámides, ha motivado con frecuencia la burla de los profesionales de la medicina química, pero no excluye la gran validez de la fitoterapia, la homeopatía y la acupuntura, entre otras terapias. La homeopatía consiste en administrar sustancias que producen síntomas semejantes a la enfermedad en dosis infinitesimales de medicamentos; la fitoterapia se aplica sin interrupción desde hace más de 5.000 años; las flores de Bach han sido reconocidas por la OMS, y la musicoterapia utiliza la música relajante preferida del paciente para manejar adecuadamente el estrés.

Todas las medicinas complementarias cumplen con el requisito fundamental de la medicina cuántica que es el deseo de curar al paciente sin menospreciar su entorno universal.

A pesar de la gran especialización de la medicina química, el futuro de la medicina va hacia un concepto holístico y humanístico del enfermo. Los días de la prepotencia médica están a punto de finalizar en favor de la humildad.

En resumen:

1.- El principio fundamental de la medicina cuántica es el "deseo de curación". Este deseo pertenece al paciente y el terapeuta solamente puede inducirlo.

2.- Existen múltiples modalidades de la aplicación de la medicina cuántica, desde la medicina científica basada en aparatos complejos, hasta las medicinas complementarias y ancestrales.

3.- Durante la relación médico-paciente existe una interacción de los campos bioelectromagnéticos que puede influir en el paciente activando el poder de autocuración o por el estímulo de la reparación misma por la energía sutil infundida.

4.- Se postula que existe una medicina activada por la meditación que es capaz de regresar la patología por la proyección de la mente cuántica en el órgano o sistema afectado. La PNL es un ejemplo.

5.- La tecnología médica moderna, como son el uso de TAC, RMN, rayos láser, etc., ha revolucionado el arsenal terapéutico de alta tecnología, utilizando en ocasiones los conocimientos de la física cuántica en esta tecnología médica.

6.- Todas las medicinas complementarias que existen, desde las más empíricas hasta las reconocidas por la comunidad científica, tienen el principio fundamental de la medicina cuántica y puede tener algún grado de curación.

7.- No debería hablarse más de medicina alternativa, puesto que la medicina tiene que ser integral y holística. Una medicina no puede ser alternativa de otra medicina. En este sentido sólo existen las medicinas complementarias.

8.- Toda persona que tiene el "deseo de curar" practica alguna de las modalidades de la medicina cuántica, incluso en forma inadvertida y rudimentaria, tal como ocurre en los hogares durante la atención de los primeros auxilios; sin embargo, el grado y la profundidad de la curación depende del nivel de preparación para el acto de curación. Si bien es cierto que todos podemos tener el deseo de curar y por consiguiente practicar la medicina cuántica, la efectividad es mayor aún cuando practican profesionales debidamente preparados en alguna forma de medicina.

9.- La modalidad de la meditación, visualización o PNL, no pueden ser realizadas por cualquiera; se requiere un entrenamiento riguroso del estudio de los fenómenos parapsicológicos por un determinado tiempo.

10.- La medicina cuántica es un nuevo enfoque del acto de curación, por consiguiente, no es una especialidad ni tampoco una medicina complementaria.

11.- Quizá cada una de las modalidades podrían ser especialidades, como la utilización de la tecnología punta, como por ejemplo la utilización de los rayos láser en las diversas operaciones quirúrgicas. En el futuro tal vez podría existir la especialidad de curación por la meditación y visualización aceptada por la comunidad científica.

12.- La humanidad requiere la integración de todas las medicinas que existen hacia una medicina holística y humanística. El hombre enfermo requiere un diagnóstico y tratamiento integral, y ello implica que reciba todas las atenciones médico quirúrgicas de alta tecnología, además de un apoyo de una rama de la medicina complementaria, psicológica, espiritual, nutricional y preventivo promocional hacia una vida saludable y feliz.

La Medicina cuántica nos da la oportunidad a los seres humanos de tener las herramientas para que podamos aprender y saber más acerca de nosotros mismos.

Los que se iniciaron en la bioenergía, el uso del cristal de cuarzo, acupuntura, técnicas de visualización, manejo de la energía y técnicas de relajación fácil que no requieren energía, entre otras terapias, no siempre encuentran un camino fácil para divulgarlas. Cuando abrimos nuestra mente a otros campos de estudio, estamos intentando avanzar junto con la ciencia, al mismo tiempo que expandimos nuestra conciencia para percibir las cosas desde diversos puntos de vista: lo que nos rodea, lo que sucede a nuestro alrededor, las causas y los efectos de todos los pensamientos y acciones. Al mismo tiempo, podemos aprender a utilizar de muchas maneras cosas simples que tenemos a nuestro alcance, tales como: plantas, piedras preciosas, cuarzo, y principalmente la fuerza de nuestra mente, porque está basada en la ciencia "la energía no se crea, la energía siempre existe, pero puede ser transformada por la voluntad o la mente". Esto explica la frase que "El creador nos hizo a su imagen y semejanza" y que nos indica que somos capaces de todo pero que debemos ser conscientes de nuestros pensamientos y acciones, a fin de orientar a las personas hacia la justicia y humildad. Quizá habría que cambiar esta frase por "hemos hecho al Creador a nuestra imagen y semejanza". Es la única manera de poder entenderlo.

Cuando usamos estas tres fuerzas, podemos atraer hacia nosotros mismos todo lo que necesitamos, centramos nuestros esfuerzos para lograr nuestros objetivos. Por ejemplo, cuando alguien está enfermo enviamos pensamientos positivos de curación, pidiendo al mismo tiempo que efectúe mentalmente un proceso de autocuración. Estos pensamientos actúan como una oración que es bien recibida.

Cuando cogemos una piedra y la tiramos al interior de un estanque, viendo cómo las olas se expanden y generan ondas cada vez mayores, nos muestran un ejemplo del pensamiento positivo, que se expande y aumenta según la intensidad del envío. Por lo tanto, si muchas personas enviaran simultáneamente mensajes positivos de su mente, su efecto se multiplicaría. Por otro lado, cuando las mentes están obsesionadas sólo con sus propios egoísmos, su ego, avaricia, poder, control, etc., que crean sus propios límites, y están rodeados con resultado negativo, el daño es inminente para ellos o quienes les rodean.

Estamos entrando en una nueva era, donde las mentes tienen nuevas soluciones, necesitan un cambio, y sólo se requiere decidirse a dar y compartir con muy poco esfuerzo, con el fin de dejar un legado a las generaciones futuras, y vivir en armonía el momento.

Niveles de existencia

Primer nivel
Se refiere al ámbito físico, donde se percibe la existencia física del universo mediante nuestros cinco sentidos: vista, tacto, gusto, olfato, y oído.
Segundo nivel
Es el ámbito cuántico, donde todo es una información y energía, no percibido por nuestros sentidos, ni siquiera visible, a nivel de las partículas elementales.
Tercer nivel
Lo circunscrito a la conciencia, quizá al alma.

Meditación

Aunque en occidente cuando se piensa en la meditación se hace en términos de manejo de las tensiones y relajación, su verdadero propósito es espiritual.
Los yoguis y videntes que reconocieron primero estas prácticas, ya vivían bastante relajados en sus cuevas de los Himalaya. Ellos meditaban para descubrir su verdadero yo; meditaban para lograr el esclarecimiento.
De todas las experiencias que vivimos, la de nuestro yo interior es la más importante. El cuerpo es la experiencia objetiva de nuestras ideas, en tanto que la mente es su experiencia subjetiva. El cuerpo se encuentra en constante cambio, y la

mente, con sus pensamientos, sentimientos y deseos, también va y viene. Uno y otro son experiencias atrapadas en tiempo y espacio; no son el experimentador. Quien tiene la experiencia está más allá del tiempo y el espacio. Es el verdadero yo, el factor atemporal de toda experiencia limitada por el tiempo, el que siente detrás del sentimiento, el pensador detrás del pensamiento, el animador de nuestros cuerpos y mentes. Se trata de nuestra alma.

Hoy, la ciencia nos permite rastrear una acción u omisión al microsegundo de ocurrido, pero todo el equipamiento científico del mundo aún no sabe decirnos de dónde proviene un pensamiento ni quién lo genera. No puedes encontrar tu verdadero yo en tu mente ni en tu cuerpo, simplemente porque no está allí.

Escuchamos a Beethoven por la radio, pero no tiene sentido desarmar el aparato para encontrar al músico. El no está allí.
La radio sólo es un instrumento que atrapa un campo de información y lo convierte en un hecho en el tiempo y el espacio. De manera similar, tu verdadero yo es un campo no local de información que está atrapado en tiempo y espacio por el cuerpo y la mente.

Tu alma, hacedora de tus pensamientos, encuentra expresión a través de la mente y el cuerpo, pero cuando el cuerpo y el cerebro están destruidos, nada auténtico le sucede a tu verdadero yo. El espíritu incondicional no está en la energía ni en la materia, sino en los espacios de silencio que hay entre nuestros pensamientos. Existe entre cada uno de tus pensamientos un espacio donde elaboras los pensamientos, donde eres un infinito hacedor de elecciones. Esta "brecha" entre pensamientos es la ventana a tu yo más elevado, la ventana al yo cósmico. El verdadero yo no puede aprisionarse dentro del volumen de un cuerpo o el espacio de una vida. Es el pensador en el campo de la memoria y la información en el espacio entre pensamientos. El espacio entre pensamientos es el silencio, el silencio fértil. Se trata de un silencio lleno de infinitas posibilidades de pensamientos, un campo de pura potencialidad.

Es el verdadero yo. El pensador es un silencioso hacedor infinito de elecciones que reside en el nivel de la "brecha". Tu verdadero yo y mi verdadero yo son dos campos de silencio de infinitas posibilidades. Las distintas opciones entre tú y yo son las diferentes experiencias posibles que elegimos a nivel de esa brecha. La acción crea memoria, la memoria crea deseo y el deseo nuevamente conduce a la acción.

Las semillas de nuestros recuerdos y los deseos existentes en la brecha buscan manifestarse a través de los instrumentos de la mente y el cuerpo y crean todo el mundo en el que vivimos.

Nuestra existencia tiene tres niveles:
1) el cuerpo físico, compuesto de materia y energía;
2) el cuerpo etéreo que contiene la mente, la inteligencia y el ego;
y 3) el cuerpo causal, que contiene el alma y el espíritu.

La práctica de la meditación saca nuestro conocimiento del estado perturbado de conciencia de la mente y del mundo de objetos físicos para llevarlos al silencio, un estado sereno de conciencia que habita en el alma y el espíritu.
 Mediante su práctica regular accedemos a la infinita reserva del conocimiento, realidad máxima de la creación. Tenemos la experiencia de quién somos verdaderamente: conciencia pura, sin límites.
Cuando experimentamos quiénes somos en realidad, recuperamos la memoria del todo, o sea la salud de nuestra vida.

Existen muchas formas de meditación. Las prácticas más avanzadas abarcan el uso de mantras, sonidos primitivos, los sonidos básicos de la naturaleza, que actúan como un instrumento de la mente, un vehículo que lleva a nuestra conciencia del nivel de actividad al nivel de silencio. En general, los mantras son seleccionados por un instructor competente y transmitidos individualmente. También existen meditaciones menos específicas, aunque eficaces. Aquí describimos una de esas prácticas, la Meditación Atenta, una excelente forma de ponerse en camino.

La meditación atenta

La Técnica de la Meditación Atenta es un procedimiento simple que puede crear un estado profundo de relajación de la mente y el cuerpo. A medida que la mente se aquiete, aunque permanezca despierta, experimentarás niveles de conciencia más profundos y silenciosos.

1. Empieza por sentarte cómodo en un lugar tranquilo, donde tengas pocas posibilidades de ser molestado.
2. Cierra los ojos.
3. Respira normal y naturalmente; poco a poco permite que tu conciencia se concentre en la respiración. Simplemente observa tu respiración, tratando de no controlarla ni alterarla en ninguna forma consciente.
4. Mientras observas tu respiración, tal vez notes que ésta cambia espontáneamente. Puede variar en velocidad, ritmo o profundidad, e incluso puede haber momentos en los que tu respiración parece detenerse un rato. Al margen de lo que suceda con tu respiración, obsérvala en forma inocente, sin tratar de provocar ni iniciar ningún cambio.
5. Descubrirás que a veces tu atención se desvía de la respiración y estás pensando en otras cosas o prestando atención a los ruidos que llegan de afuera. Siempre que notes que no observas tu respiración, vuelve lentamente a concentrar tu atención en ella.
6. Si durante la meditación notas que te concentras en algún sentimiento, estado de ánimo o expectativa, trátalo como lo harías con cualquier otro pensamiento y lentamente vuelve tu atención hacia la respiración.
7. Practica esta meditación durante quince minutos.
8. Al cabo de esos quince minutos, mantén los ojos cerrados y permanece cómodamente sentado otros dos o tres minutos. Sal de la meditación en forma gradual antes de abrir los ojos y volver a la actividad.

Se recomienda la práctica de esta Meditación Atenta durante más o menos un cuarto de hora, dos veces al día, por la mañana y la noche. También es posible esta técnica durante unos minutos a lo largo del día, para ayudar a que te concentres, si te sientes molesto o agitado. Durante la práctica de la meditación tendrás una de estas tres experiencias. Cualquiera de ellas es correcta:

1. Tal vez te sientas aburrido o inquieto y tu mente puede llenarse de pensamientos, señal de que tensiones y emociones de raíces profundas están liberándose de tu organismo. Meditante una práctica continua y sin esfuerzo de la meditación, facilitarás la eliminación de todas estas impurezas de tu mente y tu cuerpo.
2. Tal vez te quedes dormido. Si así sucede en medio de la meditación, es señal de que necesitas más descanso en otros momentos del día.
3. Tal vez entres suavemente en la "brecha". Cuando el mantra o respiración se torna más estable y refinada, entras en la brecha existente entre tus pensamientos, más allá del sonido, más allá de la respiración.

Si permaneces descansado, cuidas de ti y te tomas el tiempo necesario para dedicarte a la meditación, sin duda entrarás en contacto con tu ser interior. Te internarás en la mente cósmica, la voz que te susurra en forma no verbal en los espacios de silencio entre tus pensamientos.

Esta es tu inteligencia interior, es el genio máximo y supremo que refleja la sabiduría del universo. Confía en esta sabiduría interior y todos tus sueños se harán realidad.

Medicina científica

La base científica de la Medicina de hoy es una superstición mantenida para perpetuar un modelo social elitista. Y esta superstición es que todo el mundo está compuesto por materia y que los cuerpos humanos también son materiales, y que el universo está compuesto de objetos separados que se relacionan en el espacio y el tiempo. Por eso se analizan por separado al hombre de los animales y las plantas, a las plantas de los peces, y a las nubes de las formaciones rocosas. La especialidad médica es otro ejemplo de fragmentación, quizá la peor de todas.

La adoración hacia el materialismo es la causa de nuestra lógica en la medicina occidental y en lo que podríamos llamar, medicina contemporánea. Toda la lógica de la medicina contemporánea se basa en ese error de que solamente somos máquinas físicas que han aprendido a pensar gracias a reacciones químicas. Que por alguna razón, esta danza de moléculas en nuestro cuerpo crea lo que llamamos el "pensamiento" y si administramos otros productos químicos el pensamiento también lo podremos alterar y dirigir a voluntad.

Si uno no puede digerir todo lo que comió, simplemente toma un Alkaseltzer y se "soluciona" el problema. Si no puede dormir de noche, se toma una pastilla para dormir. Y así con todas estas píldoras mágicas que tenemos. ¿Está ansioso? Tómese un tranquilizante. Se supone que le dará tranquilidad.

Si tiene una infección, tome un antibiótico. Si tiene cáncer le dicen que la quimioterapia le salvará, lo mismo que las radiaciones. Si tiene dolor en el pecho, pastillas de nitroglicerina, o mejor aún, hágase una operación de "bypass". Y así, sucesivamente.

La medicina de los contrarios.

Cada poco tiempo la industria del medicamento y la clase médica que les adora y depende de ellos, saca una nueva pastilla mágica que no nos obliguen a trabajar por nuestra curación. Últimamente, la búsqueda es para el SIDA, la gripe A y el cáncer. Se invierte mucho dinero público para lograr su curación y los poderes políticos nos mandan mensajes de que todo está bajo control y que nuestra salud será correcta si acudimos a sus médicos, compramos los medicamentos que nos receten y les sigamos votando. A la vista de los resultados, es obvio que a casi nadie le interese que esas enfermedades se curen y siga habiendo dinero para investigación e investigadores.

La búsqueda de una solución mágica es constante, pero todo el concepto está equivocado. Se basa en la idea de que el cuerpo es material y que los agentes materiales son la causa de la enfermedad. Así que le debemos dar algo material para curarles. Mejor que sea química en pastillas, no vaya a ser que se curen rezando.

Los científicos tratan siempre de entender el mecanismo de la enfermedad y si pueden el origen, la etiología. Hablan de enfermedades concretas, por eso siguen tratando enfermedades. Los protocolos establecidos en los hospitales y servicios de urgencia demuestran hasta dónde han llegado los médicos en su olvido del individuo como ser único e irrepetible.

63

Antes de comenzar a tratar y evaluar a un enfermo en urgencias, se le somete a una rutina protocolaria que se hace de forma obligatoria en todos los enfermos. Sin ella, los médicos no tienen ninguna capacidad de reacción, lo mismo que si se les priva de la analítica que les oriente. De eso trata la ciencia.

Normalmente se plantean las enfermedades de este modo: ¿Cuáles son los mecanismos de la enfermedad?; y luego ¿cómo podemos interferir con esos mecanismos para prevenir o curar la enfermedad? Nuevamente nos hablan de enfermedades y no de enfermos, y eso que de vez en cuando nos dicen que así no debe curarse a nadie. Lo que sucede, es que la confusión entre mecanismo y causa última, nos da la idea de que en realidad están haciendo algo. ¿Sabe usted cuántas enfermedades se curan totalmente hoy en día gracias a los medicamentos? Seguro que le sobran dedos en sus manos para enumerarlas. Lo que ocurre es que se confunde curación con paliación o anulación de los síntomas.

Se habla mucho de drogas, pero nadie quiere reconocer que la mayor drogadicción mundial es por el consumo de medicamentos. Millones de personas de todo el mundo toman varias pastillas al día durante años y nadie lo quiere considerar una drogadicción. Todos los días leemos en los diarios sobre las drogas en las calles, sobre Colombia, y todo ese tráfico que se lleva a cabo a través de Miami, etc. Pero observen las estadísticas publicadas. Desde 1962 a 1986 ha habido un aumento del 300% en drogadicción, debido a prescripciones médicas legales. En el mismo lapso, el crecimiento de la drogadicción en la calle es del 40%. No hay comparación.
El consumo de medicamentos es tan desmesurado que apenas podremos encontrar ciudadanos que no los hayan tomado de forma regular varias o muchas veces en su vida. Dicen que han contribuido al bienestar de las personas, pero nosotros vemos cada vez más gente enferma, y los hospitales con lista de espera de varios meses, y las consultas abarrotadas. Si tan buenos son los medicamentos ¿por qué las personas no se curan?
La Asociación Médica de California acaba de completar un estudio, subsidiado por una entidad de seguros de salud, que demuestra más allá de toda duda, que en este país ocurren 80.000 muertes por año a causa de infecciones adquiridas en los

hospitales, como resultado de organismos resistentes a los antibióticos. Y aún en cáncer, donde creemos que estamos haciendo grandes adelantos, si observamos las últimas décadas, en los últimos 40 años encontraremos que la mortalidad (por edades) atribuible al cáncer, no ha cambiado ni siquiera el 1%, sino que más bien ha aumentado. ¿Se lo decimos a los enfermos actuales que creen que esa terapia les salvará de una muerte inminente?

Se sabe que algunos tipos de cáncer son curables, por ejemplo, el Hodgkins y otros. Y aún así, la comunidad médica que se ocupa de la inmunología teme que en el futuro la causa más frecuente de cáncer sea su mismo tratamiento, porque utilizamos drogas tan poderosas que equivalen literalmente a una guerra nuclear dentro de nuestro cuerpo que destruye el sistema inmunológico y nos hace más susceptibles a otros tipos de infecciones y a otros tipos de cáncer más terribles.

El modelo es erróneo. No es que los científicos no tengan buenas intenciones o que los médicos no quieran ayudar a sus pacientes. Por lo general, la mayoría de los médicos sí lo quieren hacer.

El único problema es que está equivocado el modelo. Quizá haya que enterrar todo el modelo Newtoniano por obsoleto, porque en realidad está congelado en la idea de que somos máquinas físicas que han aprendido a pensar.

¿A qué viene ese desprecio cuando alguien habla a los científicos del alma, el espíritu o la influencia del universo?

LECCIÓN 4

EL ORIGEN DE LAS ENFERMEDADES

La enfermedad

Razonar nos muestra visiones internas que cambian nuestra vida, mientras que la mente cósmica nos susurra en los espacios de silencio que existen entre nuestros pensamientos y así surge la repentina sabiduría que nos transforma. Discernir, según la filosofía, nos puede establecer de forma arbitraria un patrón de conducta que ayudará a decidir qué es bueno y malo desde el punto de vista humano, cuya norma de valores se basa en la acumulación del conocimiento basado en la observación del comportamiento humano, sus motivaciones, y pensamientos; o en la experiencia personal y/o social; a través de las fuentes históricas reconocidas como fiables. Pero una vez que nuestra mente comienza este proceso, la materia corporal también cambia, pues no es posible desligar el cuerpo de la mente.

Cuando reconocemos algo por primera vez, como un rayo repentino de luz, este reconocimiento no es algo ni tiene estructura lingüística, ya que se trata del sentimiento súbito de saber y ese conocimiento resulta liberador, pues sin necesidad de palabras, lo reconocemos como la verdad. Más tarde, este conocimiento se traduce en palabras y estas refuerzan la sabiduría que ya ha tenido lugar.

La salud perfecta es el estado que percibimos como deseable y que solamente valoramos cuando la perdemos.

Pero no simplemente es deseable la ausencia de enfermedad, ya que debe ir unida a una sensación de júbilo que debería acompañarnos todo el tiempo, un estado de bienestar positivo. Por eso nuestro mecanismo de curación interior debe coincidir perfectamente con el de nuestro exterior. Todos necesitamos ser curados en el más alto sentido haciéndonos perfectos en mente, cuerpo y alma, y el primer paso consiste en darse cuenta de que aún es posible. Para crear la salud se necesita de una nueva clase de conocimiento, basado en un concepto más profundo de la vida, una filosofía.

Aunque nuestra fachada humana de piel y huesos sea muy convincente, es en realidad una máscara, una ilusión que disfraza nuestro verdadero ser, un ser interior que no tiene limitaciones, ni para la alegría, ni para el sufrimiento. Nunca diga: "Esto es más de lo que puedo aguantar". Se sorprendería si supiera lo que es capaz de aguantar y quizá deba.

La razón por la que no todos somos capaces de llevar el proceso de curación hasta donde este puede llegar, es que discrepamos drásticamente en nuestra capacidad de movilizarlo. Hay demasiada dependencia y sumisión hacia el médico, hasta tal punto que nos consideramos incapaces de saber si estamos o no enfermos. Eso lo debe decidir el médico.

Existen algunas cosas que no requieren trabajo alguno y la curación es una de ellas. No es necesario que nos esforcemos para llegar a silenciar la mente; no hay que trabajar para encontrar viejas heridas, tal y como pregona el psicoanálisis. Todas estas cosas, una vez que son descubiertas, representan un hecho.
Este descubrimiento comienza en cualquier lugar en que nos encontremos, pero su meta es siempre la misma: la revelación del todo que hace que el cuerpo, la mente y el alma sean una unidad.

La salud y la enfermedad se vinculan como si fueran las variaciones de una melodía y la enfermedad es una variación incorrecta, una distorsión de ese tema. Y ya estamos hablando de nuevo de medicina cuántica. Cuando se descubrió la homeopatía y el principio básico de que lo que nos enferma nos puede curar (Ley de Similitud), Hanneman se quedó desconcertado al no conseguir resultados estables ni similares en sus pruebas. Más bien aparecieron nuevos efectos indeseables. Fue solamente cuando recapacitó sobre el fenómeno vibratorio que rige todo el universo, cuando logró hacer que sus remedios fueran efectivos. Simplemente agitando enérgicamente las diluciones conseguía poner en movimiento las moléculas de agua y que estas almacenaran información que se transmitiría a las partes del cuerpo que vibrasen del mismo modo. Sin saberlo, había entrado en lo que posteriormente se denominó como medicina cuántica.

La medicina química actual estudia con interés el plano físico, y aunque considera que la mente juega un papel importante en la salud y la enfermedad, prefiere estudiar el cuerpo humano mediante complejos aparatos y análisis. Busca tejidos u órganos alterados, y luego proporciona una tratamiento químico o quirúrgico. No se le da mucha importancia al ámbito cuántico que también existe, quizá porque es una materia que no se estudia en la universidad.

La medicina cuántica enfoca el acto de curar al paciente desde un principio elemental que es el "deseo de curación" por parte del enfermo y el médico. Al desear la salud estamos pensando en hacer algo para la curación del paciente, y esto es la energía que se libera en el ámbito cuántico. Podríamos pensar que este deseo es inherente a todo enfermo que acude al médico y que este, por el simple hecho de considerar que es su trabajo, intentará la curación. No siempre ocurre así.

La medicina no solamente es recetar los medicamentos u operar, sino la actitud humana de curar en forma integral, y eso es la medicina cuántica. Tampoco es la medicina holística (total), aunque tiene una mayor aproximación que la química. Nos encontramos con la única de las técnicas Bioenergéticas que estudia profundamente la anatomía energética del ser humano, para conocer el verdadero origen de las enfermedades. Se fundamenta en la Física Quántica, que estudia el comportamiento de las partículas subatómicas, descubiertas por "Richard Feynmann", Premio Nobel de Física en el año de 1965. Basándose en estos descubrimientos, un grupo interdisciplinario en México elaboró un modelo de unidad bioelectrónica del ser humano, para el estudio de la anatomía, fisiología y fisiopatología energéticas del cuerpo humano, teniendo acceso al conocimiento verdadero del origen de las enfermedades y poderlas tratar.

Al ser humano lo vemos como entidad evolucionante, formado por cuerpo, mente y alma. Cuando estos elementos trabajan en armonía existe un excelente estado de salud; cuando esta armonía se altera o se pierde, se presenta la enfermedad.

Este equilibrio se altera por factores hereditarios, inadecuados hábitos alimenticios, uso de tóxicos (cigarrillo, alcohol), el estrés, el mal funcionamiento orgánico, contaminación, frustraciones, etc. Todo ello ocasiona con el tiempo una alteración energética que, de no disponer de un cuerpo fuerte, se traducirá en una enfermedad.

Para comprender mejor esta división del cuerpo humano, se explica así: el cuerpo físico está conformado por átomos, células, tejidos, órganos y sistemas. Todos estos elementos integrados por cadenas moleculares. El cuerpo de energía está compuesto por cadenas eléctricas integradas por partículas subatómicas, "quantos", integradas por cadenas de "patrones". Las cadenas eléctricas van paralelas a las cadenas moleculares del cuerpo físico y al alterarse con interferencias, se perturba el funcionamiento celular y nace la enfermedad.

En la Medicina Quántica se estudia el cuerpo humano en la forma integral, es decir, el cuerpo físico y el cuerpo de energía. Es en el cuerpo de energía donde se produce la enfermedad y se manifiesta en el cuerpo físico. Sin embargo, es precisamente en la detección del cuerpo energético donde la medicina cuántica tiene su talón de Aquiles… y su mayor potencial.

Parece una contradicción, pero no lo es. Y es que averiguar los desequilibrios energéticos es difícil con los medios disponibles, aunque ya hay numerosas máquinas que nos aseguran que los detectan y hasta corrigen. Indudablemente en la mayoría de los casos se trata de un acto de fe, pues no existen métodos fiables de evaluación.

A usted le dicen que necesita armonizar sus chacras y que el método existe. Se somete a ello y al terminar le preguntan cómo se siente. Indudablemente se siente bien; nadie le ha hecho daño y hasta se ha relajado respirando lentamente con los ojos cerrados. En este sentido la terapia le ha producido un beneficio obvio. Pero quizá se podría haber ahorrado su tiempo y dinero si se hubiera quedado en su propia casa escuchando música celta. Así que supongamos que es cierto que su potencial energético está mal y que una máquina logra equilibrarlo. Al salir de la consulta su pertinaz y dolorido estómago está como nunca, y encima su mente está tranquila y lúcida. Indudablemente la terapia ha dado resultado, aunque no podamos medir los efectos con un encefalógrafo.

¿Por qué enfermamos?

La salud es el silencio de los órganos, paz y tranquilidad en el espíritu. Cuando estamos sanos no hay síntomas, no percibimos el complejo sistema que nos mantiene vivos. El síntoma es la voz de alarma del organismo, la señal de un desequilibrio. Solamente enfermamos cuando nuestra capacidad defensiva es inferior al agente agresor, sea interno o externo. Las bacterias, virus, antígenos alergizantes, el clima y las emociones intensas nos doblegan y someten. También enfermamos cuando no hay fuerza suficiente para fabricar tejidos y defensas en los órganos, las glándulas y el sistema nervioso. Unas veces es desde el nacimiento, otras por herencia, otras por enfermedades o desnutrición.

Pero no desprecie la enfermedad. Con frecuencia todos los seres orgánicos necesitan entrar en crisis si quieren mejorar. Solamente con estos retos físicos y psicológicos es como nos hacemos más fuertes. Cuando todo acaba, la próxima vez que nos afecte la misma enfermedad quizá no nos cause ningún mal. Nuestro cuerpo ha aprendido.

La mayoría de veces enfermamos, cuando el organismo está intoxicado por:

1) ELEMENTOS EXTERNOS:
Carnes, conservantes, saborizantes, especialmente aluminio (envoltorios, utensilios de cocina, medicamentos…), dentífricos (flúor), desodorantes (cloruro de aluminio), plomo y mercurio de las amalgamas dentarias, antiadherentes (teflón), pinturas, disolventes, smog (niebla industrial) y otros como las ondas electromagnéticas de los teléfonos celulares, ordenadores, hornos microondas, pilas de litio o conexiones eléctricas cercanas que lentamente desgastan nuestros recursos energéticos. Inclúyase también las carencias de ciertos aminoácidos responsables de la eliminación de los minerales pesados.

2) ELEMENTOS INTERNOS:

Las emociones sostenidas como la cólera, el rencor, el resentimiento, el temor, la preocupación, la incertidumbre y el estrés intenso, sobrecargan el sistema nervioso y glandular, el circulatorio y agarrotan los músculos impidiendo su adecuada oxigenación. No huya de los problemas, afróntelos y busque la solución más inteligente.

Los excesos de adrenalina fatigan el hígado, que es el laboratorio del cuerpo.

Cargan la sangre y agotan al riñón que la filtra, alterando al bazo y al timo por vecindad en el trabajo de mantener operativo el sistema inmunitario y de defensa. Este suele ser el centro de muchos trastornos sin causa orgánica.

Sin embargo, las primeras señales de alarma se dan en signos de alteración de las funciones de alimentación, sueño, digestión, asimilación y evacuación. Son las más comunes, pero por ellas no se debería acudir al médico en espera de que sea el propio organismo quien se reajuste. Una terapia medicamentosa utilizada en esta primera fase anularía los síntomas, pero bloquearía el mecanismo de autodefensa. La enfermedad continuaría su curso sin que el enfermo se diera cuenta.

La inconveniencia de los chequeos rutinarios

Una persona, aparentemente sana, pero que dice preocuparse mucho por su salud, acude a un chequeo médico rutinario; "para prevenir" –dice-. "Más vale coger la enfermedad a tiempo" –le dice el médico en complicidad-. Pero desde que decide realizar las diversas pruebas, hasta que el médico le recibe para comunicar los resultados, pasan varios días, incluso semanas. Durante este tiempo la persona aparentemente sana no quiere pensar en las posibles enfermedades y hasta se autosugestiona diciendo que así está cuidando su salud. Pero el subconsciente no es tan racional y se pone nervioso. Desea que todo esté en orden para respirar tranquilo, pero a lo mejor no es así. Como el día tiene 24 horas y el subconsciente no duerme, y ahora tiene un motivo para pensar, la incertidumbre y el miedo se instauran en la parte más inaccesible de nuestra mente. Así que no hay manera de razonar con quien ni siquiera nos abre su puerta.

El estrés se hace dueño de nosotros. Llegado el día clave en que el médico nos comunica los resultados puede ocurrir dos cosas: que existan grandes o pequeños trastornos, o que la analítica y resto de las pruebas no detecten nada.

Veamos el primer caso:

Los análisis y exámenes de sangre y orina, las radiografías y demás han encontrado anomalías y en ocasiones lesiones físicas manifiestas. El paciente no parecía tener síntomas, pero ante el hábil interrogatorio del médico que quiere demostrar que los análisis no mienten, termina por relatar síntomas que había pasado por alto. Desde ese momento, la tranquila vida de esa persona que presumía estar sano y de cuidar su salud se deteriora, no solamente porque las anomalías le preocuparán, sino porque la misma medicación salvadora con mucha probabilidad le causará nuevas enfermedades que antes no tenía.

Bien, pero puede ocurrir que el médico no encuentre nada físico pero el enfermo quiera aprovechar la visita para relatarle síntomas que no había dado importancia hasta entonces. Los nervios y el estrés suelen ser la excusa que servirá a ambos. "Su enfermedad es psicosomática", -le asegura el médico-, que es como acusarle de crear sus propios males, tal y como nos dicen de las enfermedades autoinmunes y el exceso de colesterol.
Ahí sí que hemos topado con un enemigo difícil de eliminar, pues está dentro de nosotros. Somos nosotros mismos los causantes.
Sería como fumar para causarnos deliberadamente un cáncer. Esa explicación le aclara sus dudas al enfermo, pero no sabe qué hacer. Bien, se le pone un nombre complicado a los síntomas imprecisos, por ejemplo "espondiloartropatía", y a medicarse. En realidad, no se diferencia en los síntomas y el tratamiento al resto de las enfermedades reumáticas, pero el nombre siempre aturde al enfermo que se ve ciertamente desvalido ante tan compleja enfermedad. Bueno, también existe el recurso de enviarle al psiquiatra.

Un examen cuántico puede consistir (aunque cada profesional tendrá su propio sistema) en observar los signos de desequilibrio en el color y textura de la piel, uñas, ojos, lengua, localización y recorrido del dolor. Esto orienta la conducta terapéutica a seguir. Los chinos verifican estas observaciones con la toma del pulso que informa sobre doce variables. Hay también aparatos electrónicos de alta sensibilidad, algunos conectados a un ordenador, que informan sobre numerosas variables. Confíe en ellos.

Así se puede diagnosticar su estado actual, pasado y futuro del cuadro, aun antes que el organismo se dañe anatómicamente, e intervenir racionalmente, con los recursos de tratamiento que más se ajusten a su perfil energético. Por supuesto, usted no tendrá que interrumpir el tratamiento médico convencional, ya que ambos son complementarios y no se excluyen, salvo circunstancias de muy precisa toxicidad.

Puede ocurrir que junto el malestar que le llevó a la consulta se solucionen otras enfermedades que el enfermo creía incurables, como la esquizofrenia o la epilepsia, cuando simplemente le quitaron las amalgamas dentales de mercurio que llevaban. La odontología tradicional convencional considera a las estructuras dentales y la mandíbula como partes no conectadas con el resto de los procesos orgánicos. Centra su interés solo en propósitos rehabilitadores y restitutivos de la estética y el funcionalismo oclusivo, ignorando el efecto que estas acciones pueden tener en el resto del organismo.

¿Que es un trastorno funcional?

Son trastornos ocasionados por un órgano que no está enfermo, pero tampoco en condiciones óptimas. Alrededor de la tercera parte de los enfermos que consultan en consultorios externos tienen síntomas que no pueden ser enteramente explicados por patología alguna o que son exclusivamente funcionales. Indudablemente hay síntomas en diversas partes del cuerpo, pero la mayoría de las veces están causados por problemas emocionales que creemos no nos perjudican porque nuestra mente los controla, o son síntomas de un reajuste del organismo. Cualquier proceso autoreparador ocasionará

74

molestias, inflamaciones o dolores, del mismo modo que una obra de albañilería en nuestro domicilio, pero a nadie se le ocurriría darle al albañil un somnífero para que no siguiera con la obra. Eso es lo que hace habitualmente la medicina química ante la mayoría de los síntomas funcionales.

He aquí una larga lista de trastornos psicosomáticos que usted debería cuidar sin medicamentos:

Palpitaciones
Gastritis
Enrojecimiento de la piel
Transpiración nerviosa
Estreñimiento
Adormecimientos
Diarrea ocasional
Cefaleas y migrañas ocasionales
Rinitis
Insomnio
Hipertensión no paroxística
Asma
Varices
Eyaculación precoz
Impotencia
Frigidez
Artralgias
Ciática
Lumbago
Cólicos menstruales
Acné
Urticaria
Caída de cabello
Seborrea
Aftas
Psoriasis
Trastornos climatéricos.

¿Muchas, verdad? Pero no se confunda cuando le hemos dicho que no debería tratarlas con medicamentos. Lo que decimos es que no utilice medicamentos, pero debe hacer caso a estas manifestaciones para ayudar a su cuerpo a que las corrija, y ahí sí que tiene muchas soluciones en las medicinas complementarias y la medicina cuántica. No le saldrá gratis, pero usted debería utilizar su dinero primero para la salud.

La confusión cuando concurren varios de estos síntomas es muy alta y el enfermo no sabe si acudir a varios especialistas o al psiquiatra. Así que le recomendamos la medicina integral o cuántica. La idea es ayudar a su organismo a repararse, ya que los síntomas son indicativos de una desarmonía orgánica, aunque nunca se podría excluir una enfermedad concreta.

La sabiduría popular reconoce que la cólera, llorar mucho y tener boca amarga significan estar mal del hígado; que las personas preocupadas suelen tener alterados el bazo y el páncreas. Así que cambie su postura y antes de criticar, aplauda, antes de enojarse, sonría. ¿Cree que es difícil o que algunas personas no se lo merecen? Inténtelo y luego examine los resultados.

Vamos a repasar algunos de los procedimientos curativos de la medicina cuántica:

-TONIFICACIÓN DEL AURA
Visualización de colores y masaje en puntos de acupuntura, para generar sintonía y vibración con emociones positivas saludables, estas son de manera general: Afirmación, seguridad, confianza, amor incondicional, dicha, gozo, firmeza de intención, fortaleza espiritual y otras igualmente protectoras del trabajo a realizar en su interior.

Son fuentes de energía positiva que puede armonizar. Son baterías con las que cuenta para generar bienestar.

Existen terapeutas que usan este único recurso y emplean sus habilidades paranormales y espiritistas con singular éxito en sus intervenciones de tipo Reiki, Meditación Trascendental, Medicina Ayurvédica o cualquier procedimiento de curación por la fe.

-NATUROTERAPIA
Dietas de frutas y verduras en regímenes alimenticios personalizados e individuales que le energizarán, incluida la

hidroterapia, buscando una desintoxicación y regeneración. La naturaleza, mejor el bosque que la playa, levantarse y acostarse temprano, no esconderse de un día de lluvia, pisar el césped húmedo o escuchar el susurro de los árboles y el agua, son remedios que no le costarán dinero.

-FITOTERAPIA

Plantas medicinales bajo la forma de cocimientos, infusiones, tinturas, o cápsulas de extracto seco o pulverizado. Hay tantas, que siempre encontrará una o varias plantas medicinales que le ayudarán a su salud y energía.

La decisiva diferencia entre las plantas medicinales y los medicamentos está en la falta de información que lleva los medicamentos, elementos químicos inorgánicos que resultan desconocidos para el cuerpo humano, orgánico y con información compleja en su ADN.

Las plantas medicinales, al tratarse en origen de productos vivos, poseen todavía en el momento de ser consumidos toda la información de origen. Cuando ambos elementos, el cuerpo humano y la planta medicinal, se ponen en contacto, existe un reconocimiento mutuo y como consecuencia una concordancia. El organismo no necesita realizar ningún esfuerzo adaptativo para saber qué debe hacer con una planta medicinal.

-LAS ESENCIAS FLORALES DE EDWARD BACH

Son 38 esencias florales que armonizan los estados de ánimo. Son remedios vibratorios y no químicos, no producen efectos secundarios, complementan o sustituyen la acción de los psicofármacos, disminuyendo su consumo.

-LAS 12 BIOSALES DE SCHÜESSLER

Desde que se descubrieron en el año 1873 se ha demostrado que son indispensables para el normal funcionamiento del organismo. Ayudan a la naturaleza en sus esfuerzos por sanar, al restablecer funciones entorpecidas evitando la destrucción de las células sanas, mientras regeneran a las enfermas.

-ACUPUNTURA, AURICULOTERAPIA, SHIATZU, DO-IN
Procedimientos de estimulación mecánica, vibratoria, táctil o térmica de los puntos energéticos. Tienen como propósito acelerar el equilibrio energético y aliviarle de sus síntomas de manera natural.

-MERIDIANOS, CHI Y FUERZA VITAL
Para los chinos, los meridianos corresponden a los distintos órganos que rigen los caminos invisibles del flujo de energía en el cuerpo, también conocidos como los meridianos de acupuntura. La energía la denominan como 'Chi', que significa 'fuerza vital' o 'vitalidad' que representan a nuestro propio campo electromagnético. Sin esta circulación vital de energía, serían imposibles los procesos físicos funcionales.
Cada meridiano contribuye a su manera, a la totalidad de la energía disponible en el cuerpo, más que a cualquier función aislada específico.   Cuando 'Chi' es interrumpido, atrapado o desequilibrado de otra manera en los meridianos, el resultado es la depresión de ánimo, fatiga, el dolor y la enfermedad resultante.
Todos los meridianos tienen un diferente nivel de vibración emocional que corresponden a diferentes frecuencias de cada meridiano.
Y es este reconocimiento de la relación entre la emoción y la energía - y por lo tanto la inmunidad - que sigue haciendo de este antiguo sistema tan oportuno.   Por ejemplo, una persona con la energía del bazo obstruido muy probable que sea propenso a preocuparse, un meridiano riñón obstruido indica vulnerabilidad al miedo y la ansiedad, con la energía del hígado impidió la persona puede estar sujeta a la ira y la impaciencia.
Cuando el cuerpo está correctamente polarizado y el flujo de la energía ni se deprime sobrecarga, los meridianos equilibrados interactúan de manera complementaria, cada uno apoyando a los demás para borrar las impurezas del cuerpo, además de las tensiones de la mente y las emociones.
La susceptibilidad a las alteraciones de la energía asociada con el desarrollo de ciertos patrones de enfermedad, depende de que meridianos particulares estén afectados.   Así, los problemas cutáneos y respiratorios sugerirán agravación con el meridiano del riñón - una respuesta común al miedo atrapado.

La pérdida de energía se asocia generalmente con los meridianos de corazón y pulmón - aquí un profundo dolor podría ser un factor desencadenante. Los síntomas biliosos y digestivos lo más probable es que impliquen el meridiano del hígado -estos síntomas nos llevan a estrés mental excesivo.

Cuando uno o más meridianos se salen de balance, el estado de armonía deseado se convierte en "disonante", al igual que el efecto de uno o más instrumentos en una orquesta tocando fuera de tono. En una escala mayor con múltiples meridianos afectados, la vibración se vuelve tan distorsionada y de oposición, que la "melodía", incluso puede llegar a ser irreconocible.

-REFLEXOLOGÍA PLANTAR

Técnica de dígito presión y masajes locales en la planta de los pies, para activar el armónico funcionamiento de sus órganos, a distancia.

-PROGRAMACIÓN NEUROLINGÜÍSTICA

Moderna tecnología para comunicarse con la mente, usada para reconstruir el pasado y cambiar emociones y conductas en el presente. El operador le guía en el viaje hacia adentro, para olvidar recuerdos que lastiman o generar emociones en los contextos en que los necesite. Se basa en que el cerebro almacena programas que repite como un ordenador.

-CHAKRAS

La tradición hindú avala la existencia de los chakras y los relaciona con cada uno de los cinco elementos y su distorsión afecta a las funciones físicas y psicológicas. La evolución o bloqueo de cada chakra se traduce en una emergencia de las cualidades espirituales, y el pleno despertar de un chakra se manifiesta como la expansión permanente de la conciencia y la realización espiritual.

Todos los chakras están íntimamente involucrados en la evolución de la conciencia, y su desarrollo y despertar son paralelos al proceso de iluminación, el puro conocimiento. En el camino espiritual, el individuo puede aprender a vivir y trabajar con la energía de los chakras directamente, acelerando así la madurez del pensamiento. Un chakra puede modificarse conscientemente a través de la respiración, la meditación, la visualización, y el mantra, o pasivamente a través de colores, aromas, hierbas y otras influencias ambientales y dietéticas.

El cuerpo causal, aquello que nos define, contiene las semillas más sutiles que se almacenan mediante las acciones acumuladas y los hábitos. Estas semillas "germinan" en el cuerpo sutil y se expresan a través del flujo de las energías elementales en cada uno de los chakras. Por último, los patrones energéticos surgen gracias a los rasgos físicos y las experiencias.

El ámbito de las terapias mediante este método, se puede extender desde lo físico a lo espiritual y hasta el cuerpo energético -mediante la curación espiritual-, o la curación en el nivel de la conciencia, que es el más generalizado y profundo.

Las terapias no son únicamente espirituales, pues como toda materia está sostenida por la energía y los pensamientos. Además, hay distintos niveles en nuestra existencia individual y cambiar en cualquier nivel influye en los otros niveles de nuestro ser.

Cada uno de los siete chakras principales, está asociado a una de las siete glándulas endocrinas, a los siete colores básicos del arco iris, y a su vez con el grupo de nervios concentrados en el plexo solar. De este modo, cada chakra puede asociarse a partes y funciones concretas del cuerpo controladas por el plexo o por la glándula endocrina asociada a dicho chakra. También existe otra clasificación, en la cual podemos relacionar a los cinco sentidos corporales, más las percepciones extrasensoriales y el aura (nuevamente siete elementos), a los posibles estados de conciencia que nos permiten llegar a comprender los secretos de la existencia, y a cualquier otra cosa que podamos experimentar. Esto se clasifica en siete categorías, cada una asociada a un chakra en concreto.

Esencialmente, y esto debe quedar claro, los chakras no solo representan unas partes concretas del cuerpo físico, sino también zonas concretas de la conciencia, entendiendo como tal aquello que denota varios factores esenciales en la experiencia moral, como el reconocimiento y aceptación de un principio de conducta obligada. Este concepto es diferente para la teología y la ética, pues hace referencia al sentido inherente de lo bueno y lo malo en las elecciones morales, al igual que a la satisfacción que sigue cuando efectuamos algo correcto, o bueno, y a la insatisfacción y remordimiento que resulta de una conducta que se considera mala. En las teorías éticas antiguas, sin embargo, la conciencia se consideraba como una facultad mental autónoma que tiene jurisdicción moral, bien absoluta o como reflejo de Dios en el alma humana.

Para la física cuántica, especialmente para Max Planck (quien estableció que la energía se radia en unidades pequeñas denominadas *cuantos*), detrás de la realidad física debe estar una mente consciente que le permita existir, y detrás de este gigantesco universo debe haber también una gigantesca mente consciente que le dé vida y le permita existir materialmente. Con ello, la teoría de los chakras empieza a ser coherente.

Podemos afirmar entonces que nuestro cuerpo contiene un patrón de energía que trasciende la simple energía física, y que sería la energía consciente. Si la visión e incluso la visualización y la imaginación, son una propiedad de la conciencia, entonces la conciencia crearía lo que estamos observando y seremos partícipes de un mundo cuántico que cambia de estado de acuerdo a los observadores y los participantes de la realidad. Esto puede simplificarse asegurando que cada individuo recibe la información que puede entender, de acuerdo con su nivel de comprensión y asimilación consciente.

Los cuatro sistemas vitales

No son los órganos los elementos vitales, sino el sistema del cual dependen esos órganos, a saber: el sanguíneo, nervioso, hormonal y linfático. Uno de los más importantes es el gran sistema energético vegetativo, cuyos reflectores energéticos son los dientes. Su conexión con el resto del cuerpo es real, pero no se puede restablecer por el simple hecho de poner implantes artificiales.

Los métodos de valoración agresivos (exámenes de sangre, biopsias, Rayos X y otras verificaciones visuales o ecográficas) no pueden detectar las alteraciones vibratorias y magnéticas. Cuando está alterado el sistema energético, éste envía señales mediante dolores de recorrido no anatómico y que sorprenden y confunden al médico de hospital no entrenado en ellas. En conclusión, estos focos, actúan como espinas irritativas energéticas localizadas no sólo en la boca, sino también en cicatrices sobre el cuerpo.

LECCIÓN 5

MEDICINA NATURAL, HOLÍSTICA Y QUÁNTICA

Estas medicinas envuelven una serie de alternativas que nos pueden ayudar a mejorar nuestros niveles físicos, mentales y espirituales. Todas nos proporcionan la oportunidad de dar al ser humano herramientas para que conozca más de si mismo, se involucre en conocimientos que aparentemente sólo se impartían algunos iniciados, como la sensibilización al campo bio-energético, el uso de cuarzos, la digitopuntura, la visualización, técnicas de relajación profunda que no requieren posiciones especiales, flores Bach y muchos otros.

El abrir nuestra mente a otros campos de estudio nos permite avanzar junto con la ciencia y al mismo tiempo nos expande nuestra conciencia para ver desde diversos puntos de vista todo lo que nos rodea, lo que acontece, las causas y los efectos de todos los pensamientos y actos. Asimismo, podemos conocer los diversos usos que se le pueden dar a las cosas sencillas que tenemos a nuestro alcance, como las plantas, las gemas, los cuarzos, la fuerza de nuestra mente principalmente, ya que basándonos en la ciencia, la energía no se crea, la energía siempre existe, sólo se transforma por medio de la voluntad o la mente de quien la maneja.

Pero hay algo en nuestros pensamientos que nos debe hacer reflexionar sobre la existencia de una justicia divina, y es que los pensamientos destructores (ira, rabia, rencor o maldad) nos crean enfermedades físicas y mentales, mientras que los pensamientos positivos (bondad, cordialidad, amor o empatía), nos proporcionan estados intensos de felicidad y salud corporal. Al utilizar estas fuerzas benefactoras, podemos atraer hacia nosotros lo que necesitemos, enfocando nuestros esfuerzos para lograr nuestras metas. Por ejemplo, si alguien está enfermo, en medicina quántica se practica enviar pensamientos positivos de curación, imaginar qué es lo que la persona requiere para estar sano, visualizar su cuerpo totalmente rodeado de aura curativa, y pedir al universo o dios que envíe su alivio a esa persona. Estos pensamientos actúan como una oración que es bien recibida.

Si tomáramos una piedrecilla y la lanzamos en un estanque, vemos que se van formando ondas, que se van expandiendo cada una más grande que la otra; esto tan sencillo nos muestra que al enviar un pensamiento positivo se expande y aumenta con la intensidad que se lanza. Por lo tanto, si muchas personas envían mensajes desde su mente están incrementando la fuerza de esta energía, que cuánticamente se multiplica.

Por el contrario, si las mentes están obsesionadas en sólo su propia conveniencia, el egoísmo, la avaricia, el poder, la ira, crean su propio cerco y se rodean de negatividad, y tal es la energía que atraviesa las dimensiones invisibles, y llega a lastimar el cuerpo físico de la propia persona o de las que rodean a la misma, causándoles dolencias, molestias o enfermedad.

Esto es lo que realmente ataca a las personas, y el mundo entero sufre mucho en la actualidad. Estamos entrando a una nueva era, en donde las mentes tienen la solución, pueden hacer el cambio, y sólo se requiere el deseo de dar y compartir con muy poco esfuerzo, para llegar a las futuras generaciones la ilusión de vivir una realidad en un universo lleno de armonía entre los seres humanos. Parece ser que las religiones universales no estaban tan desacertadas.

Diagnóstico cuántico

Se utiliza la historia clínica del paciente y la analítica de la medicina convencional, y se hace un diagnóstico desde el punto de vista bioenergético con mediciones electromagnéticas, que nos permiten conocer de forma, en ocasiones imprecisa pero inmediata, el deterioro, desgaste o proceso inflamatorio que tenga cada uno de los órganos y la indicación del tratamiento a seguir. En ese momento se buscan diversas alternativas naturales para el tratamiento, en el que no se excluye la psicología. Si no dispone de estas pruebas y aparatos, no se preocupe. Su ojo clínico puede ser su mejor aliado para establecer desde los primeros minutos una valoración del enfermo y de cómo encaja su enfermedad.

Esto nos hace insistir en que la medicina cuántica considera el cuerpo humano como pura energía vibratoria, pero para los tratamientos debe incluir los conceptos de la medicina integral. La idea no es tanto corregir como equilibrar, deseando que luego todo vuelva a ser cómo debería ser sin haber dañado nada.

Actualmente la medicina intenta establecer un tratamiento del enfermo no solamente en base a sus síntomas, sino considerando el cuerpo en forma holística y dándole relevancia a la parte energética del mismo.
En esta tendencia son varias las disciplinas alternativas: entre ellas las ya bastante conocidas, Homeopatía y Acupuntura, pero aunque son utilizadas por los profesionales de la medicina cuántica, no constituyen la única alternativa. Para completar el proceso de curación se apoya también en el uso de los cristales, las flores de Bach y en una alimentación energéticamente equilibrada, además de un entorno saludable.

El sonido

El sonido es vibración y cuando la vibración no es armónica los efectos son desestabilizadores, inclusive destructores. Los pensamientos son captados en forma de sonidos o, más concretamente, vibraciones. Esos sonidos son transformados en ondas refractarias que penetran en nuestros sentidos desplazándose a gran velocidad, las cuales (las ondas refractarias) son luego codificadas en nuestros cerebros.

Los seres humanos conocen y pueden utilizar el sonido como arma mortífera, por eso les preocupa el uso de los diferentes armamentos explosivos. El fenómeno se relaciona con el efecto Doppler, el cual describe los cambios en la frecuencia percibida por un observador cuando éste o la fuente emisora de sonido, se encuentra en movimiento. Al leer y comprender este efecto en las ondas sonoras, surge la pregunta sobre qué pasará con la frecuencia percibida cuando la velocidad de la fuente se acerque, viaje y sobrepase la velocidad del sonido. No sólo causan daños en los países que están en guerra, sino a todo su entorno.

Cuando esta carga es de alto poder explosivo, los estragos se hacen sentir en nuestro planeta, en su interior y también afuera. Causa cambios atmosféricos, modifica la temperatura, y los grandes bloques de hielo se irán desplazando y ocuparán lugares que antes eran territorio.

Cada objeto genera un sonido particular. El sonido viaja a altísimas velocidades y cuando hay un obstáculo, choca y se desplaza en sentido contrario. Cada choque provoca una sinfonía de sonidos equivalentes al primero, pero mucho más finos. Ese sonido va atravesando las diferentes capas de la atmósfera.
Al chocar con la esfera terrestre se produce como una sinfonía de diferentes tonalidades, con diferentes "colores" vibracionales.

¿Y que pensar de la creencia de que hay seres en otros planetas que han desarrollado una gran capacidad mental, porque han comprendido la importancia del sistema orgánico, y que intentan comunicarse con nosotros? Un ejemplo de ellos son los habitantes de Sirio, una lejana estrella, quienes a través del Libro del Conocimiento nos intentan dejar un legado que deberá quedar impregnado en nuestras células. La física actual no admite esta posibilidad, pero no podemos menospreciarla.
Así que si alguien que habita un lejano planeta se está comunicando con nosotros, será igualmente factible que nuestros sonidos y voces puedan llegar sin problemas al interior de nuestro cuerpo. Si esto es cierto, todavía estamos en los albores de una nueva ciencia médica.

Cuando la vibración sonora entra en concordancia con los órganos físicos, por resonancia, la vibración actúa ampliando el campo. Una partícula activa la otra, la interconecta y la pone a vibrar al unísono. Las dendritas, que son prolongaciones neuronales, juegan un papel importante como punto de contacto; por resonancia, interactúan y ponen en movimiento todo un mecanismo; una red conecta a otra.
La música de las esferas mentales utiliza el sonido canalizándolo, usando las micropartículas y poniéndolas en resonancia magnética, creando sonidos armónicos que, a su vez, lo utilizan para ampliar ese mismo ritmo. Los mantras,

sonidos especiales, fueron creados partiendo de este principio que involucra el engranaje perfecto.

Si nos conectamos con ese mundo de micropartículas, podríamos dirigir esa vibración sonora a voluntad y crearíamos sonidos armónicos para sanación. Si a eso le sumamos la influencia mental curativa, el deseo de curarse, que cada uno puede visualizar, se conformaría la fórmula: luces más sonido, igual a vibración sutil sanadora. Esto pondría en resonancia cada neurona de nuestro cerebro y activaría todo un mecanismo que abriría y conectaría a los mecanismos naturales de sanación. Al estar los mismos en resonancia con el sonido utilizado para ese específico fin, la conformación quedaría así: Luces más sonido igual a vibración sutil sanadora y armonización general, lo que nos llevaría el restablecimiento general orgánico.

Cada ser humano vibra en una onda diferente e incluso cada uno de sus órganos tiene una resonancia distinta.
Si la parte sutil de la mente lograra captar cada sonido interno, se lograría una mejora sustancial del cuerpo físico total. Esa conexión tiene que ver con las tendencias naturales del individuo. El ego, en forma de comportamiento social -el rol-, ciega anímicamente a la persona, no permitiendo que esta capte nada más allá de sus necesidades materiales. Aunque la mayoría de las personas nieguen que les importe tanto el mundo material, lo cierto es que la mayoría de nuestros deseos están dirigidos de modo claro a la consecución del bienestar material que nos debería proporcionar la felicidad, la razón de nuestra existencia.

Junto a ese anhelo por lograr bienes materiales que la mayoría considera imprescindibles, la estética corporal atractiva ha alcanzado cotas que anteriormente se vieron en el Romanticismo y la expresión mundana del lujo en el Rococó, en donde la felicidad no es posible sin el adecuado atractivo físico. Todo este desmesurado hedonismo les hace creer que les llevará al placer y de este a la felicidad. Con el tiempo se despiertan patrones negativos de conducta, haciéndonos creer que amamos a quien nos proporciona confort material o a quien posee un cuerpo bello. Nuestros sonidos internos pierden entonces su armonía.

La vibración personal de cada individuo se desencadena de acuerdo a la vibración con la que nos conectemos, como las notas de un piano: una nota discordante creará sonidos desiguales. Un sonido armónico, traerá consigo una melodía armónica, una onda sonora armónica.

Bioenergética

La bioenergética está dentro de las medicinas biológicas regenerativas, y se considera así porque explora la energía que alimenta a sus órganos, glándulas y otros tejidos, los cuales pueden estar intactos en su estructura material y aún así, no funcionar bien, dando señales tanto en el ámbito emocional como físico simultáneamente. La salud depende del equilibrio de esta energía que toma nombre según donde actúe. Así tenemos energías de defensa, nutricionales, de distribución de fluidos, de regulación de sus relojes biológicos y de sexualidad. Están descritas ancestralmente en los tratados de la medicina ayurvédica y Medicina Tradicional China, pero también los encontramos en la fitoterapia y homeopatía occidental. Según estas ciencias, la desaparición de los síntomas negativos físicos y psicológicos es consecuencia de este proceso de afinación y no de su silencio con calmantes sintomáticos.

También se llama quántica porque actúa sobre esta energía que procede del ADN y mantiene todo en orden, debidamente protegido y en equilibrio general, pues la memoria celular supone un aprendizaje que no se puede lograr en vida. Nuestros antepasados nos han legado toda su experiencia evolutiva, y por antepasados no solamente me refiero a la familia consanguínea, sino a toda la humanidad de la cual es imposible estar desconectados. Todo esto hace que lo normal es que estemos sanos, pues todo se debe autorregular mediante la Inteligencia celular. Por ello, la creencia de que la especie humana es ahora más débil que hace siglos es totalmente errónea, pues esto equivaldría a negar el proceso evolutivo de las especies que las hace cada vez más fuertes. La medicina química, por tanto, no tiene nada que ver en esta fortaleza orgánica y, más bien, es la responsable de que no consigamos vivir esos 120 años que nos corresponden por especie natural.

No obstante, y aunque en la longevidad la medicina química supone un paso atrás, no debemos olvidar los beneficios que los antibióticos y la cirugía nos aportan en situaciones de emergencia.

La medicina energética biológica, entre las cuales están la naturopatía y la acupuntura, ayudan al cuerpo humano a curarse, no interfiriendo nunca en su mecanismo equilibrador, previniendo complicaciones, evitando la cronificación de la enfermedad y la autointoxicación medicamentosa.

La ciencia de la vida

Esta medicina tiene una visión integral del ser humano, donde el cuerpo y la mente están estrechamente relacionados y se influencian mutuamente. Se afirma, también, que el cuerpo se crea a partir de la conciencia y que ésta tiene un potencial enorme -e insospechado- para producir cambios en el organismo, como curar enfermedades y retardar el envejecimiento. Es aquí donde tradición y modernidad se unen en la teoría de Chopra, el metafísico hindú, ya que sus descubrimientos fueron concebidos de la mano de las más avanzadas teorías de la física cuántica, según la cual el átomo, unidad básica de la materia, no es un cuerpo sólido. Entonces, la materia prima del mundo es inmaterial y la energía es la sustancia esencial del universo.

Todo lo que existe -hombres, animales, plantas y objetos- está formado por partículas subatómicas que son fluctuaciones de energía en un inmenso universo de energía e información.

¿Qué es el mundo real? "Una sopa cuántica ambigua", explica. Sin embargo, nuestro sistema actual de vida está regido por la gran superstición de la materia: creemos que ésta es lo único que existe y que la conciencia es un subproducto de ella. Pero esa concepción está basada en una interpretación sensorial, y está claro que nuestros sentidos físicos no nos permiten percibir la verdadera naturaleza de la realidad. Pensamos que es sólida y estática, cuando en verdad está en permanente cambio. La materia sólida no existe, aunque nuestra percepción física nos haga creer que sí. Si miramos una mano al microscopio veremos que está compuesta de elementos muy pequeños que no están unidos, aunque forman parte de una unidad que denominamos mano. Pero si estas micropartículas las seguimos observando con microscopios más potentes desaparecerán como tales partículas aparentemente sólidas y nuevamente veremos más y más partículas, y así hasta el infinito. Así que el átomo ya no es la partícula más pequeña indivisible, ya que en la medida en que la tecnología avanza todo es posible.

Cada vez que respiramos exhalamos al exterior miles de minúsculas partículas que nos habían pertenecido hasta entonces, muchas de ellas legadas por nuestros antepasados o pertenecientes al universo. Y a su vez, en cada inspiración introducimos en nuestro interior miles de partículas pertenecientes a otras personas y antepasados, a los animales y plantas.

Eso explica la necesidad de realizar una medicina teniendo en cuenta nuestra integración en todo el universo. Hace miles de años, el filósofo Heráclito afirmó que no es posible bañarse dos veces en el mismo río, ya que siempre están llegando nuevas aguas.

Esto también es válido para el cuerpo humano, que experimenta un cambio permanente. En menos de un año, se reemplaza el 98% de los átomos del cuerpo, la piel se renueva cada cinco meses, el esqueleto cambia cada tres meses e incluso el ADN, que es donde se inserta nuestro código genético, se reemplaza cada seis semanas: "Uno parece ser el mismo por fuera; sin embargo, es como si se cambiaran continuamente los ladrillos del edificio".

Lo curioso es que, a pesar del cambio, la piel guarda la memoria del placer y del dolor, del frío y del calor; a su vez, las células del estómago, que cambian cada cinco días, recuerdan cómo crear ácido. Pero Chopra hace una advertencia: no debemos confundir el instrumento con el usuario del instrumento. El cuerpo cambia y se renueva, no es el mismo y, sin embargo, mantiene su identidad, ya que la base de su existencia está más allá de la materia y pertenece al dominio cuántico, donde no hay materia, sino sólo inteligencia que organiza la información y es capaz de identificarse y comunicarse con el resto del Universo. La mente, que es el movimiento de la conciencia -o alma-, utiliza energía electromagnética para crear el cuerpo. Pero el alma no está contenida dentro del cuerpo y, por eso, el alma no muere. Ella es lo único permanente, todo lo demás es como una ola que sube y baja, como el movimiento de los océanos.

Incluso, la muerte es un acto creativo del alma, que utiliza este medio para poder renovarse y expresarse nuevamente en la vida física.

Curaciones cuánticas

Las investigaciones realizadas en Estados Unidos y Japón sobre curaciones espontáneas del cáncer y otras enfermedades graves han revelado que se producen, generalmente, cuando los pacientes experimentan un cambio radical en su nivel de conciencia. El enfermo está seguro de que va a curarse y siente que la fuerza responsable viene de dentro y a la vez no se limita al interior, sino que se expande, más allá de sus fronteras personales, hacia la naturaleza. La persona está dando un salto hacia un nivel de conciencia que prohíbe la existencia de la enfermedad y ése es el momento decisivo, aunque no se produce necesariamente en un abrir y cerrar de ojos.

La felicidad del enfermo es tan importante como su supervivencia y además concede una gran importancia a permitir que la conciencia encuentre su propio camino por encima del daño sufrido por el organismo. Indudablemente es necesario también prescribir un programa de dietas, descanso, meditación y quizá masajes, baños de vapor con hierbas, paseos a la luz del sol y otros sencillos métodos naturales adaptados siempre a las peculiaridades de cada paciente.

Estos sencillos métodos naturales y ancestrales son menospreciados por la medicina química, cuyos representantes utilizan siempre despectivamente la palabra "curandero" o "chamán" para alertar a las personas que quieren voluntariamente ser tratadas por ellos.

Pero los conceptos de "progreso" y "modernidad" no deben ofuscar su mente y hacerle olvidar toda la sabiduría de nuestros antepasados. La ciencia es tan cambiante que deberíamos desconfiar de ella por sistema. Querer derrumbar los pilares de un sistema de conocimientos y espiritualidad que ha sustentado a las civilizaciones anteriores durante miles de años, es algo sumamente insensato. Estas enseñanzas han resistido el paso de los tiempos, algo que ninguna verdad científica ha logrado, salvo pocas excepciones, entre las cuales nunca se encuentra la medicina científica. Todo progreso médico es abandonado a los pocos años de ser recibido con entusiasmo. Lo que hoy es verdad, mañana es un tremendo error. La naturaleza, sin embargo, permanece inmutable y sus enseñanzas resisten perfectamente el paso de los siglos. La misma planta medicinal que toma usted hoy la han tomado millones de personas de otras épocas. Eso sí que ha sido un campo de experimentación médica fiable. Un regalo de dios a la humanidad. Claro que si usted no cree en dios, le pedimos que nunca salga de su laboratorio experimental de productos químicos.

La sabiduría natural está en la vida misma, no sólo en los humanos, sino también en los animales, las plantas, las piedras, los seres inanimados y todo lo creado. ¿Sabe de algún científico que estudie a los animales para curar a los humanos? Realmente no los estudia, sino que experimenta con ellos, pero confunden hasta la semántica de las palabras. De nuevo prefieren el laboratorio y desprecian los sentimientos de los animales.

Los médicos están muy lejos de apreciar la idea de un sistema que contemple al hombre en su integridad.

Estudian medicina occidental, se especializan para mejor comprender las partes del cuerpo dañadas, trabajan en los hospitales donde ellos son los protagonistas y los reyes, y finalmente se sienten felices porque sus consultas están llenas de enfermos que vienen a las revisiones o a continuar el largo tratamiento que nunca deben abandonar. La sumisión de los enfermos es vital para la curación, y si el enfermo decide probar otras alternativas curativas diferentes, le alertan de que no juegue con la salud. El enfermo obviamente no quiere jugar, pero quiere curarse, no que su médico se ponga medallas o gane mucho dinero.

La medicina occidental ha fragmentado la totalidad cuerpo-mente del ser humano y los especialistas son un buen ejemplo de ello. La medicina cuántica contempla al hombre en un momento determinado y considera si es joven o viejo o cuál es su tipo corporal.

Tiene en cuenta que sus costumbres y su alimentación son diferentes a los de otra persona que viva en un medio parecido, y que su respuesta ante el dolor o la alegría es también una característica peculiar. También estudia incluso la época del año y la hora del día. Las hierbas que recomienda varían de un hombre a otro y de una estación del año a otra. Lo que resulta más fascinante todavía es que se detiene en las peculiaridades de cada enfermedad y nunca hay dos diagnósticos que sean exactamente iguales.

El cáncer de piel de un hombre podría ser curable, mientras que el de otro quizá sea resistente al tratamiento. Si un médico cuántico tiene suficiente habilidad, sabe incluso si un paciente morirá a causa de un simple resfriado.

Concede un crédito considerable a la tecnología de la medicina occidental, pero opina que está completamente fragmentada. Se basa en que la naturaleza está formada por una inteligencia y el hombre forma parte de la naturaleza. En consecuencia, la inteligencia del hombre le pone en relación con el Universo.

Curiosamente, no se quiere inmiscuir en la vida del paciente, auque la tiene en cuenta y trata de encontrar fenómenos de disonancia, vibraciones interrumpidas que podrían causar las enfermedades.

Cuando se rompe el ritmo de la vida, aparece la enfermedad.

LECCIÓN 6

FACTORES QUE INTERVIENEN EN LA SALUD

El Ayurveda, una rama de la medicina de origen hindú, nos dice que el cuerpo es comparable a una danza dinámica de energía inteligente o un río de energía. Si miramos a un río nos da la impresión de que siempre es el mismo río, pero en realidad está cambiando a cada momento. Heráclito dijo que uno no se puede meter en el mismo río dos veces porque siempre está entrando agua nueva. Da la impresión de no-cambio, pero en realidad está cambiando constantemente. ¿Por qué dar entonces el mismo medicamento a una persona aquejada de dolor hoy que dentro de un mes?

La percepción no es prueba de lo real. La percepción nos dice que la Tierra es plana, pero nos han dicho con pruebas de que es redonda y que el sol sale por el Este y se pone por el Oeste. O sea, que nuestra percepción no suele ser fiable.

Así como no se puede entrar en el mismo río dos veces, tu verdadero ser no puede entrar en el mismo cuerpo de carne y huesos dos veces. A decir verdad, el cuerpo físico de ahora no es el mismo que el de hace una hora. La homeopatía siempre ha tenido este dato en cuenta.

Observemos todos los procesos que se llevan a cabo en nuestro cuerpo y tomemos uno de ellos: la respiración. Con cada inhalación entran al cuerpo 1028 átomos. Con cada exhalación se sacan del cuerpo 1028 átomos, pero como estos átomos han recorrido todo el cuerpo realmente se exhalan fragmentos del corazón, del riñón y del sistema nervioso, fragmentos del cuerpo y, hablando físicamente, los estamos compartiendo unos con otros. No existen límites bien definidos. Estamos intercambiando los órganos de nuestros cuerpos, unos con otros y con el resto del universo.

Tanto los matemáticos, como los científicos en radio-isótopos, han desarrollado cálculos extraordinarios para demostrar más allá de cualquier duda que en este momento hay en nuestros cuerpos un millón de átomos adicionales que en las últimas tres semanas estaban en el cuerpo de otra persona. En este mismo momento, ustedes tienen en sus cuerpos alguna enzima, o partes de átomos que en algún momento estuvieron funcionando en el cuerpo de Cristo, de Mahatma Ghandi, de Gengis Khan, de Hitler,... por nombrar algunas personas. Todos tenemos una enésima parte de cada ser humano que vivió alguna vez en este planeta. Así que, ¿cómo podemos estar separados de lo que sucede en nuestro planeta? Una expresión común en la Física es que, cuando vibra un electrón, se sacude el Universo. Y esto es totalmente cierto. Aislar al individuo de su entorno es un grave error, tan grave como diseccionar el cuerpo en partes para curarlas de forma independiente.

Los estudios sobre radio-isótopos demuestran que reemplazamos el 98% de todos los átomos de nuestro cuerpo en menos de un año, formamos una nueva piel cada mes, un nuevo hígado cada seis semanas, un nuevo esqueleto cada tres meses, una nueva pared estomacal cada cinco días.

Hasta las células cerebrales con que pensamos tienen átomos como carbono, hidrógeno, nitrógeno, etc., que hace un año no estaban ahí.

El DNA constituye la información genética que poseemos, donde se encuentra literalmente toda la información de toda la historia evolutiva, no sólo del ser humano, sino de todas las especies biológicas. Este DNA (con toda la información del Universo) que tenemos ahora, no es el mismo que teníamos hace seis semanas. El carbono, hidrógeno, nitrógeno, etc., como materia, no estaban allí hace seis semanas, por lo tanto, si uno cree que somos un cuerpo físico, entonces se crea un dilema: ¿a cuál nos referimos? El modelo de 1989 no es el mismo que el modelo 1988, ni el de tres meses atrás. En realidad, cambiamos nuestros cuerpos físicos con menos trabajo y más rápidamente de lo que nos cambiamos de ropa.

Hay otra cosa que estructura y da la experiencia del cuerpo físico. Pero el cuerpo físico es como el río que es siempre un nuevo río. Así que, si no somos el cuerpo físico que aprendió a pensar, ¿qué somos? ¿De dónde venimos? Hoy, los científicos nos dan algunas respuestas interesantes.

Si pudiéramos ver el cuerpo físico, desde el punto de vista de un investigador de la física cuántica, se darían cuenta que está compuesto por átomos y que los átomos están dispuestos a través de espacios vacíos, apareciendo, desintegrándose, desapareciendo constantemente. Estas partículas no son objetos materiales, aunque parezcan serlo; en realidad, son fluctuaciones de energía en el campo energético. Si esto es así, van a tener razón los defensores de la acupuntura.

Si pudiéramos ver el cuerpo tal cual es, lo veríamos, proporcionalmente, tan vacío como el espacio intergaláctico. Cada átomo del cuerpo es, en sí, un sistema solar completo.

Repito, si pudiéramos verlo tal cual es, sin el artificio de la experiencia sensorial, sólo veríamos un gran vacío con algunos puntos aislados y descargas eléctricas aisladas.

El vacío es el terreno esencial de nuestro ser. Y este vacío no es una porción vacía de nada, es una plenitud de inteligencia no material. Eso es lo que somos: inteligencia no material que se expresa como cuerpo material. El cuerpo material viene y se va, pero la inteligencia no-material, la plenitud de inteligencia no-material permanece por siempre. Está más allá del tiempo y del espacio. Estructura la experiencia del cuerpo físico.

Si pudiéramos conocer esto mediante la experiencia y no sólo intelectualmente (porque intelectualmente todos los físicos se están poniendo de acuerdo en esto), entonces, desaparecerían todos nuestros problemas porque nos daríamos cuenta que no somos seres humanos con experiencias espirituales ocasionales, sino que en verdad, somos seres espirituales con experiencias humanas ocasionales.

Y ese cambio básico de percepción cambiaría nuestra crisis de identidad y también cambiaría completamente nuestra manera de interactuar entre nosotros, cambiaría todo el Universo y cómo lo experimentamos. Las religiones y las distintas filosofías, puede que tengan más razón que las teorías científicas.

La percepción

Lo que nos han dicho que tenemos es lo que creemos que tenemos.

Si nadie te ha dicho que tienes un cáncer, especialmente si los síntomas son muy sutiles (cansancio, dolor de cabeza…), no pensarás que lo tienes. El sistema nervioso se desarrolla como respuesta a los estímulos nerviosos y eso crea una cierta percepción del mundo y esa percepción del mundo estructura un sistema de creencias.

A fin de cuentas, ¿cómo se hace un sistema de creencias? Por lo que ves y tocas, por lo que oyes y hueles. Luego el sistema nervioso tiene una sola función: reforzar el sistema de creencias. En este momento, con las excepciones del caso, la mayor parte de las personas sólo pueden captar menos de una millonésima de los estímulos presentes a su alrededor y es son los que refuerzan lo que pensamos. Si creemos que no es posible, ni siquiera lo vamos a ver. De manera que el dicho "ver para creer" es al revés: "creer para ver". De aquí que si no se cree en algo, no se le ve y no se le oye, tampoco se le puede tocar, gustar, ni oler.

Nuestro sistema nervioso ha sido programado para captar sólo un fragmento de la realidad y con estos fragmentos, que es todo lo que tenemos, no podemos ver el todo. Esa es la razón por la que vivimos alienados, fragmentados, separados de los demás, porque sólo podemos ver un poco aquí y allá y estos fragmentos se han estructurado como resultado de los compromisos cognoscitivos prematuros que hemos hecho. Por ejemplo, el ojo humano puede ver entre 3.70 y 7.90 billonésimas del espectro, pero normalmente dentro de esos límites y todo lo que sobrepase estas longitudes de onda, no existe para nosotros. Hay instrumentos o aparatos científicos que extienden esos límites, pero sólo un poco. Lo que percibimos no es exactamente la realidad.

No es el aspecto real del mundo. Es literalmente nuestra manera de mirarlo.

Las diferentes especies (de animales) lo ven diferente. Si uno pasea con su perro, verá que huele un universo completamente diferente al nuestro, oye y ve lo que nosotros no podemos. Una serpiente percibe su entorno más en infrarrojo. Un murciélago se orienta durante su vuelo a través del eco del ultrasonido. Las células del ojo de la abeja no pueden percibir los colores que nosotros percibimos, pero ven en la zona del ultravioleta. Cuando la abeja mira una flor, no ve la flor, sino la miel a distancia. Se pierde la flor, pero nosotros nos perdemos la miel. Los ojos del camaleón se mueven a lo largo de dos ejes diferentes. No podemos imaginar cómo ve el camaleón nuestro mundo. ¿Cuál es entonces el verdadero aspecto, la verdadera textura, el verdadero sonido? La respuesta es: no hay más que infinitas posibilidades coexistiendo al mismo tiempo. De esas infinitas posibilidades coexistiendo al mismo tiempo, nosotros estructuramos una realidad resumida y si ocurre que concordamos con ella, entonces decimos que ahí tenemos la prueba de que existe. El problema es que todo lo juzgamos bajo nuestro pensamiento humano y en lugar de intentar analizar cómo sienten las demás especies, nos creemos un eslabón superior en la evolución y nos decimos que somos los únicos que tenemos inteligencia.

Lo que llamamos tiempo no es más que una suma de experiencias subjetivas, resultado de lo que percibimos, pero esa realidad es una realidad en un nivel y es un artefacto en otros niveles.

John Eccles, fisiólogo británico ganador de un Premio Nóbel, dijo: "No existen colores en el mundo real, no hay textura en el mundo real, ni olores, ni belleza, ni fealdad. Son todas realidades perceptuales, estructuradas en nuestra propia consciencia. Lo creamos todo mediante nuestra interacción".

Es un hecho que el Universo está compuesto por campos de fuerza y campos de materia que provienen de un sólo campo unificado, así que todo lo que percibimos proviene de las cuatro fuerzas básicas del universo: la gravedad (la gravitación universal), que hace que gire el mundo, mantiene unido al planeta; la electricidad que produce el calor, la luz, etc.; el magnetismo que hace que funcione la pantalla de televisión y todas las demás cosas de nuestra tecnología moderna; y la gran fuerza que mantiene unido el núcleo del átomo que nos da la impresión de que en verdad existe la materia. Cuando se logra desarticular esa fuerza, entonces ocurre la explosión nuclear, que es tan fuerte. Es la fuerza responsable de la radiactividad y la transmutación de los elementos, y eso es todo.

Los científicos sostienen que estas fuerzas provienen de una única fuerza fundamental dentro de la naturaleza, denominada "campo unificado". Y nosotros también somos parte de ello, porque es todo lo que hay. El espacio, el tiempo, todo lo que llamamos el universo material, se encuentra estructurado como resultado de la fragmentación y expresión de estas fuerzas naturales.

Los científicos denominan a este proceso "fragmentación simétrica" y su expresión es lo que denominamos "objetos materiales", separados unos de otros en espacio y tiempo. Pero en realidad, lo que experimentamos como materia es algo que sólo sucede en la consciencia; si hay un estado de inconsciencia, o no percibimos o lo hacemos distorsionado. Todo el mundo exterior se compone simplemente de campos energéticos y estos campos energéticos son, en realidad, un sólo campo. El espacio y el tiempo también son parte de este campo energético y de alguna manera este campo se fragmenta mediante la percepción. Podemos convertir ese campo energético en experiencia de sonido, gusto, forma, color, etc.

Mente o materia

Lo biólogos más actualizados, algunos de instituciones de mucho prestigio, hablan de la consciencia y de cómo trasciende la experiencia material, de cómo la consciencia no puede ser destruida. Esta sobrevive a la muerte física. Y, en realidad, esa es la fuente de toda creación. Todo el universo es este único campo unificado de consciencia. Interactúa consigo mismo. Crea no sólo el cuerpo físico, sino también el Universo físico.

La mente transforma la materia, y estos nos lleva a creer en las esencias de Dr. Bach, ciencia que se afianza desde que se descubrieron las endorfinas y consecuentemente los neuropéptidos, que actualmente han sido estudiados por cientos y miles de científicos.

Cuando pensamos, o sentimos, o nos emocionamos, o deseamos algo, eso se transforma inmediatamente en una molécula.

Al comienzo, se creyó que esa molécula se formaba en el cerebro; y por eso se denominó neuropéptido. "Neuro" porque pertenece al cerebro y "péptido" porque se parece a las proteínas. Y así, es cómo se comunican las neuronas entre sí.

Así, es como se hablan las células en el cerebro. No lo hacen en inglés o castellano, sino en el lenguaje de estos neuropéptidos, de estas sustancias químicas, de estas moléculas mensajeras del espacio interior. Y eso es lo que somos. Ese vacío interior interactúa consigo mismo, crea fluctuaciones energéticas que experimentamos como pensamientos y luego, los fragmentos inteligentes de energía se transforman en moléculas de la mente denominadas péptidos.

En realidad, estos péptidos son como pequeñas llavecitas que entran en la superficie de otras células, donde hay pequeñas ranuras para ellas, como pequeñas cerraduras. Así es que, cuando uno tiene un pensamiento, éste se transforma en una molécula que es como una llavecita, la cual viaja y luego encuentra su cerradura; y entra en esa cerradura. Y, una vez que entró en la cerradura, la célula recibe el mensaje. Estas cerraduras se llaman receptores, que hay en el cerebro.

La teoría indudablemente es interesante, pero nos hemos alejado ya del universo como un todo y, más localmente, del cuerpo humano como un universo. Una teoría más acertada es la de la doctora Pert, quien dijo que existen receptores de estas moléculas de la mente, no sólo en las células cerebrales, sino en todas las células de todas partes. Cuando observamos las células del sistema inmunológico, por ejemplo, las que protegen contra el cáncer, las infecciones, etc., encontramos receptores de los mismos mensajeros químicos en las células T, en las células B, en los monocitos.

En otras palabras, las células inmunológicas, las que protegen del cáncer y de las infecciones, están literalmente vigilando cada pensamiento, cada emoción, cada concepto que se emite, cada deseo que se tiene. Cada pequeña célula T y B del sistema inmunológico, produce las mismas sustancias químicas que produce el cerebro cuando piensa. Esto, lo hace todo muy interesante, porque ahora podemos decir que las células inmunológicas son pensantes. No son tan elaboradas, como lo son las células cerebrales que pueden hacerlo en inglés o castellano, pero sí piensan, sienten, se emocionan y desean, se alegran, se entristecen, etc.

En verdad, numerosos estudios demuestran que cuando una persona está triste y cuando esta tristeza es prolongada (especialmente, después de la muerte de un cónyuge, luego de un matrimonio largo), tiene mayor incidencia de cáncer u otras enfermedades. Esto, se debe a que las células inmunológicas están tristes y de luto; tienen un diálogo interno: "déjennos sola, no queremos que nos molesten" y por lo tanto no se preocupan por las infecciones y cancerígenos que están flotando a su alrededor. Son células pensantes, son conscientes. Bien, si ello no es posible, al menos vamos a lograr que se adapten y con ello, que se hagan más fuertes. No siempre el no-pensamiento es la mejor solución.

Por donde quiera que uno mire, en el cuerpo, hay receptores de neuropéptidos., aunque ya no se les podemos llamar así porque no están confinados exclusivamente al sistema nervioso. Los produce el estómago, los intestinos, el colon, los riñones, las células del corazón. Así que cuando decimos, "lo siento en mis entrañas", no estamos hablando simbólicamente, sino muy literalmente, ya que nuestros intestinos producen las mismas sustancias químicas que nuestro cerebro cuando piensa. Lo mismo ocurre cuando decimos: "mi corazón está triste". No hablamos simbólicamente, el corazón realmente está triste.

Así que queda demostrado que tenemos un organismo pensante, no solamente un cerebro. Que en realidad, cada célula del cuerpo es una célula consciente, viva, pensante. Que por lo tanto, no podemos confinar la mente al cerebro, sino que está en cada célula del cuerpo. Este es nuestro primer gran salto, porque creíamos que la mente se encontraba solamente en el cerebro. Está en TODO el cuerpo.

Y el segundo gran salto que tenemos que dar, es que tampoco se puede confinar a todo el cuerpo, sino que está en todo el Universo. Este es una gran mente no localizada que aparece aquí y allá, como la experiencia del pensamiento. En verdad, todo el Universo es un organismo consciente, vivo, pensante. No somos máquinas físicas que aprendimos a pensar. En realidad, somos pensamientos de una mente universal que aprendimos a crear una máquina física.

Esta mente universal, que podríamos llamarla mente no-local, es un campo unificado interactuando consigo mismo a través de un proceso de fragmentación simétrica que se expresa como fuerzas de la naturaleza. Y estas fuerzas naturales estructuran el Universo material. Pero estas fuerzas naturales, no son fuerzas al azar, no son solamente campos de fuerza, son campos de inteligencia e información.

Decimos que algunas ideas tienen más fuerza que otras, porque en realidad, las ideas se manifiestan como moléculas. Nuestro cuerpo no es más que un campo de ideas que ocurre no solamente en el cerebro, sino en todo el organismo de forma simultánea. Por ejemplo, ¿qué ocurre cuando tengo el pensamiento: "Tengo sed"?

En cuanto tengo esta idea, mi cerebro produce una sustancia química llamada angiotensina, que es el equivalente molecular de "Tengo sed". Al mismo tiempo, mi glándula pituitaria produce angiotensina que produce la secreción de otra hormona, denominada ADH (hormona antidiurética) que es la responsable de la retención de líquido. En el mismo momento el riñón produce angiotensina que evita que se pierda demasiado líquido; y entonces, se produce menos orina. Al mismo tiempo, el corazón produce angiotensina que retiene el agua. ¿Dónde aparece primero la idea? Bueno, creemos que la idea estuvo primero en mi cabeza, porque tuve el pensamiento en palabras "Tengo sed". Pero en realidad, la idea surge simultáneamente en todas las células del cuerpo. Cada célula del cuerpo dice "Necesito agua", al mismo tiempo. No hay una secuencia, es un fenómeno de campo.

Esto es lo que son espíritu, mente y materia. La mente recoge simplemente el mensaje y lo envía a otras partes del cuerpo para que movilicen, en este caso, el reflejo de la sed, o en su defecto, la retención de los líquidos orgánicos. "Conócete a ti mismo", frase tan habitual en la psicología moderna, no implica conocer solamente nuestra forma de pensar, sino a nuestro cuerpo en su conjunto y cómo reacciona con las emociones. Como un agricultor que debe conocer todo el campo cultivado.

Experimentos

Hace varios años, el Dr. Herbert Spencer llevó a cabo un experimento muy interesante.

Tomó dos grupos de ratones y a uno de los grupos, le inyectó una sustancia química conocida como Poli IC que estimula el sistema inmunológico.

Al mismo tiempo, hacía que estos ratones olieran alcanfor. Pasado un tiempo, no hacía falta inyectar el estimulante inmunológico; simplemente con oler el alcanfor se estimulaba el sistema inmunológico.

Tomó el otro grupo de ratones y le aplicó otra sustancia química que destruye el sistema inmunológico: la ciclofosfonita. Aún hoy, se usa como una droga anticancerígena. Les inoculó a los ratones esta ciclofosfonita, al mismo tiempo que olían alcanfor. Pasado un tiempo, con sólo oler el alcanfor, estos ratones destruían su sistema inmunológico.

Tenemos dos grupos de ratones. Uno, con ratones que al oler el alcanfor estimulan su sistema inmunológico (han hecho un compromiso cognoscitivo prematuro de que el olor del alcanfor significa "estimular el sistema inmunológico") y otro grupo, con ratones que al oler el alcanfor destruyen su sistema inmunológico. En el último grupo, si estos se exponen a neumococos, desarrollan una neumonía y mueren a los pocos días; si se les da cancerígenos, desarrollan un cáncer en pocos días. Al primer grupo de ratones se les podrá dar cualquier cantidad de cancerígenos o neumocóccidos y no les pasará nada.

¿Cuál es la diferencia entre ambos grupos de ratones? Esta está en lo que significa ese olor de alcanfor para ellos, para su sistema inmunológico. Esto sólo puede suceder, si sus sistemas inmunológicos tienen memoria, si piensan, si son una entidad consciente.

En otro estudio, publicado hace varios años en The Journal of Science de la Universidad Estatal de Ohio, donde los investigadores estudiaban el metabolismo del colesterol en conejos, les dieron a los conejos dosis de comida con un nivel muy alto de colesterol. Se sorprendieron cuando un grupo de conejos no elevaba su colesterol sanguíneo, a pesar de la comida venenosa que se les daba.

Y resultó, que la única diferencia entre estos conejos y los que sufrían incremento de colesterol sanguíneo y endurecimiento de las arterias, era que el técnico alimentaba a estos conejos, sacándolos de la jaula con cariño y mimos en lugar de tirarles la comida. Los miraba, besaba, les hablaba, les cantaba. Repitieron este estímulo varias veces y encontraron que metabolizaban el colesterol de un modo totalmente diferente.

Y como resultado de esa experiencia que, si nos atrevemos, podríamos llamar de amor, estos conejos produjeron ciertos neuropéptidos que no son para nada neuropéptidos, sino que son moduladores del metabolismo del colesterol y condujeron al colesterol por un camino metabólico completamente diferente.

Indudablemente nos encontramos con experimentos que deberían hacernos reflexionar. Si basta un poco de cariño para solucionar algunas enfermedades ¿por qué las personas que disfrutan abundantemente del cariño de otras enferman igualmente? ¿No serían entonces los antidepresivos los mejores fármacos del mundo? Pero todavía tenemos más incógnitas, pues deberíamos saber el papel que juega el cariño que recibimos de un animal doméstico, o de un jardín florido agradecido, o de ese dios que dicen está a nuestro lado. Y a la inversa, podríamos analizar cómo incide en las enfermedades el cariño que nosotros otorgamos, ya que para muchas personas suponen una satisfacción muy superior a aquel que nos otorgan.
Y si nuestra salud no está solamente condicionada por el concepto de cariño, ¿qué otros factores son igualmente importantes? Meditación, religión, filosofía o metafísica son alternativas a la búsqueda de la felicidad, al menos para millones de personas que ya están desilusionadas sobre el comportamiento ajeno. ¿Para qué depender de los demás, si en nuestro interior está la felicidad?

Hace poco, en otro estudio publicado en Pediatría, de la Universidad de Miami, en la que se estudiaban niños prematuros en la Sala de Terapia Intensiva del Hospital de dicha Universidad, había dos grupos de bebés prematuros, en cunitas cerradas con pequeñas ventanitas y con uno de los grupos un investigador. Tres veces al día, éste pasaba su brazo por la ventanita y acariciaba a los prematuros, aunque él prefería denominar este acto como "estimulación kinestésica táctil", una de las muchas pedanterías científicas.

Se encontró, que, si se hacía esa "estimulación kinestésica táctil" cada día, el bebé prematuro aumentaba en 40% más su peso. Se publicó el estudio en la revista Pediatría y la conclusión del artículo dice, que la "estimulación kinestésica táctil" es una estrategia económicamente efectiva y útil, dado que ahorra mucho dinero en la atención hospitalaria de cada bebé prematuro al permitir darles de alta mucho antes del tiempo promedio normal en estos casos. ¡¡Y esto que todos sabemos

han tardado los científicos cientos de años en "descubrirlo"!!
Quizá dentro de poco consigamos que el papel de las madres y
de los padres en las primeras horas del nacimiento de los niños
sea más importante que el de las enfermeras y médicos.

Recientemente, en el HAW en Massachusetts, el Departamento
de Educación para la Salud llevó a cabo otro estudio sobre lo
que se denominan factores de riesgo para las afecciones
cardíacas. En él, encontraron que el factor de riesgo No. 1 no era
el fumar, ni la hipertensión, ni la historia clínica familiar, ni el
colesterol. De hecho, es interesante notar que la mayoría de las
personas que poseen estos factores de riesgo, no sufren
afecciones cardíacas. El factor de riesgo No. 1, era el nivel de
alegría con uno mismo.
 El factor No. 2, era la insatisfacción laboral. Salga a la calle y
haga estas dos preguntas: 1) ¿Eres feliz? 2) ¿Amas tu trabajo? y,
si puedes responder honestamente que sí, a ambas preguntas, es
probable que estés bien, pero no te engañes.
Por *casualidad*, a través de ese estudio, se encontró que más
gente moría en un determinado día de la semana que, en
cualquier otro día. Estoy seguro que pueden adivinar qué día es
ese: lunes por la mañana. Es cierto. Más gente muere de
afección cardiaca a las 9:00 horas los lunes, que en cualquier
otro momento. ¿No es esto asombroso? Seguramente en los
animales ocurren cosas similares, aunque no relacionadas con
los días de la semana, sino con las circunstancias que se repiten.

Experiencias en nuestros sentidos

Analicemos, entonces, qué papel cumplen las experiencias
sensoriales en la salud, aunque dada la proliferación de los
masajes sensitivos como terapia de relajación la interpretación
será fácil. Toda sensación experimentada en la consciencia,
origina una reacción en el cuerpo físico.
Nos dicen que todo se debe a una sustancia química denominada
interluking 2 y que ahora se está experimentando como
anticancerígeno. Quizá sea más barato y placentero acudir a una
playa soleada, vivir una aventura romántica o acudir a un
cursillo de filosofía oriental. Al menos no estaremos tomando
ningún costoso fármaco. Pero esté atento porque dentro de muy
poco lo pondrán ya a la venta como el descubrimiento del siglo.

Y ahora llegamos a otra conclusión menos aleccionadora: si los momentos de placer nos benefician nuestra salud, obviamente los de displacer o desamor nos la tienen que minar. Parece ser que en estos casos lo que aumentan son los niveles de cortisona y adrenalina que en cantidades excesivas destruyen el sistema inmunológico. Estas hormonas, no obstante, se fabrican internamente para defendernos de las agresiones físicas y psicológicas, no son nuestras enemigas, salvo que la cantidad producida termine por anular otros sistemas orgánicos. Así que lo le eche la culpa de su mal carácter a la pobre adrenalina. Alguna culpa de ello la tendrá su pésima filosofía.

No se preocupe el lector abrumado por los problemas pensando en que, o recibimos sensaciones de amor y placenteras, o enfermamos. Lo importante no es la experiencia, sino que es la interpretación de la experiencia. Muchas personas bien queridas y cuidadas se comportan déspotamente con sus bienhechores, mientras que otras habitualmente maltratadas son capaces de recuperarse diariamente simplemente acudiendo a una iglesia o encontrando válvulas de escape en los libros o la música. Por tanto, la interpretación del bien o del mal puede ser un problema molecular.

El cuerpo lo que hace es interpretar las sensaciones mediante la consciencia, lo que llamamos el YO, y este es modificable y perfeccionable.

Los biorritmos y el tiempo

Los biorritmos son ciclos naturales de energía. Cuando nacemos, nuestra energía está en un nivel estable.

Pero conforme pasa el tiempo la energía va pasando por periodos de mucha energía y periodos de poca energía o de recarga.

Estos periodos de energía se refieren a tres aspectos:

1. **Físico.** Este ciclo se refiere al aspecto físico del cuerpo, a la salud, resistencia y fuerza física.
2. **Emocional.** Este ciclo se refiere al aspecto emocional, a la sensibilidad a las emociones propias y de los demás.

3. **Intelectual.** Este ciclo se refiere al aspecto intelectual del cuerpo, a la creatividad y aprendizaje.

Ciclos de Biorritmos
Cada ciclo de actividad tiene una cierta duración:

Ciclo de Actividad	Duración	Tiempo con Alta energía	Tiempo con Baja energía
Físico	23 días	11 1/2 días	11 1/2 días
Emocional	28 días	14 días	14 días
Intelectual	33 días	16 1/2 días	16 1/2 días

Dependiendo de si tenemos mucha o poca energía suceden los siguientes fenómenos:

Condición	Efecto
Alta energía física	Puedes sentirte en buena forma, apto para trabajar en actividades que requieren esfuerzo y resistencia física.
Baja energía física	Puedes sentirte con poca vitalidad, más débil, o cansado.
Alta energía emocional	Puedes sentirte más amoroso, sensible, cálido, y receptivo a las emociones de los demás. Tus relaciones personales son mejores. Tienes más confianza en ti mismo, y una actitud más positiva.

Baja energía emocional	Puedes sentirte irritable, menos cooperador, negativo, desconfiado, y poco sociable.
Alta energía intelectual	Puedes sentirte más creativo, abierto a las ideas y puntos de vista de los demás. Aprendes con más facilidad.
Baja energía intelectual	Puede ser más difícil para ti aprender. No estás muy receptivo a nuevos conceptos e ideas. El trabajo creativo puede ser más difícil.

Los días en los que se debe de tener más cuidado son cuando hay un cambio entre alta energía y baja energía, o cuando hay un cambio de baja energía a alta energía. Estos días son días críticos, y en ellos estamos más propensos a sufrir accidentes, estar emocionalmente irritables o inestables, o cometer errores de juicio.

Si uno va a someterse a una operación quirúrgica es muy importante programarla en el periodo de alta energía y al menos 2 días después del día crítico. En este momento ya ha pasado el efecto del día crítico, y quedan 9 días de recuperación hasta que se presenta otro crítico. En este caso los ciclos Emocional e Intelectual no son de mucha importancia.

El cuerpo es un campo de ideas, de pensamientos, que intentamos transformas en formas materiales o comportamientos. Para ayudarnos hemos creado el concepto de "tiempo", con pasado, presente y futuro, pero esto es irreal porque es simplemente un proceso de la imaginación. Si repasamos el pasado es simplemente porque los datos están en la memoria, pero no podemos materializarlo en hechos reales y actuales.

Y el futuro es simplemente un ejercicio de imaginación pura, pero tampoco materializamos lo que estamos imaginando. Sólo existe como hecho real la eternidad, pero la dividimos, mediante fragmentos de percepción en una experiencia de tiempo lineal. Intentamos hablar de ella como algo que tiene comienzo y final, e incluso tratamos de saber qué hubo antes de ese comienzo y qué habrá al final. Una pérdida de tiempo, sin dudar.

Una prueba que demuestra que el tiempo es un invento humano es cuando estamos con una persona determinada y nos da la impresión de que han pasado solamente unos minutos, cuando realmente han sido horas. Los enamorados tienen mucho que decir en este aspecto. Incluso se olvidan que tienen que comer.

Las personas que dicen no tienen tiempo indudablemente están interpretando erróneamente su concepto del tiempo, ya que su reloj es igual al nuestro pero ellos creen que se mueve más rápidamente.

También se mueve aceleradamente su pulso, aumentan sus hormonas al mismo tiempo que su irritabilidad y angustia. Morirán súbitamente porque no han entendido lo que significa el tiempo. Su tiempo se habrá acabado entonces.

H. G. Wells afirmaba tener todo el tiempo del mundo en su novela "La máquina del tiempo", pero nuevamente utilizaba el reloj como factor de medición. El protagonista, afortunadamente, había descubierto la Cuarta dimensión y todo aparecía más claro en su mente.

Respiración y tiempo

Una práctica de relajación muy extendida es el Yoga, mediante la cual la espiración no es más que el movimiento de la consciencia, y cuando se detiene la respiración, también se detiene la consciencia y se detiene el tiempo porque el observador, lo observado y la experiencia de observar, se hacen

110

una sola cosa. Cuando vivimos una experiencia impactante en la naturaleza, o quizá ante una obra musical o una danza, o durante la apreciación artística de una obra de arte, estamos viviendo algo similar. Los poetas y filósofos se pasan la vida entera tratando de volver a captar experiencias de ese tipo y luego escriben sobre ello por el resto de sus vidas, porque no la pueden olvidar. Produce un cambio en uno, pero pocas veces repetibles.

No estoy seguro si somos alegres porque queremos o porque las circunstancias y situaciones nos provocan esa alegría. Prefiero que sea lo primero, al menos tendremos cierto control sobre las sensaciones placenteras. Los bienaventurados no lo son por las circunstancias, sino por cómo sienten las experiencias, algo que se puede sentir mediante la suspensión sin esfuerzo de la respiración, ya que la respiración es el movimiento del pensamiento.

Actualmente, muchos estudios demuestran que cuando la gente trasciende, como sucede durante la meditación trascendental, experimentan eso; y efectivamente, se les corta la respiración; es la suspensión sin esfuerzo de la respiración.

Cuando la gente está agitada, se acelera su respiración, la misma se vuelve irregular. Y cuando está calmada, la respiración se tranquiliza, se hace regular; todo eso también tiene que ver con las distintas técnicas respiratorias que podemos practicar. Así que, del mismo modo en que el pensamiento influye sobre la respiración, también la respiración influye sobre el pensamiento; los dos son la misma cosa.

Cuando creamos el tiempo, lo metabolizamos y luego estructuramos nuestras experiencias de él. Pero el fluir del tiempo es un acontecimiento puramente psicológico. Lo mismo sucede con la experiencia de la mortalidad. Esta, es un acontecimiento netamente psicológico. Hay culturas en el mundo que han estructurado diferentes experiencias del tiempo. Por ejemplo, los indígenas Trobiandenses creen en el tiempo cíclico, lo que les da una concepción totalmente diferente del Universo y también una biología totalmente diferente.

En la tradición Védica, hay una continuidad eterna del tiempo a través de los ciclos, algunos de ellos grandes, otros pequeños, y otros eternos. Pero todos, creados como artificios de la percepción sensorial. La interpretación védica del Universo es que lo que es tan abstracto es lo único tangible y lo que uno ve en realidad no existe, excepto como una amplitud probable que uno estructura a través de la frecuencia de su propia consciencia. Así es que, si uno puede entender que la consciencia es la creadora de todo, entonces actuando a ese nivel, podríamos realmente crear diferentes biologías, si lo deseáramos.

La dualidad de la conciencia

Que la realidad exista depende de que nosotros la veamos.

¿Con quién hablamos cuando hablamos con nosotros mismos, cuando nos planteamos una disyuntiva? En ese diálogo del sí y del no, del quiero y no debo, de la decisión de tomar un camino u otro ¿quién es nuestro oponente? ¿Quién nos aporta el otro punto de vista? ¿Quién nos critica cuando a sabiendas hacemos un acto reprobable? Recuerde cuando ha querido tomar una decisión trascendental y se ha puesto a pensar en busca del mejor camino. ¿Con quién hablaban? ¿Realmente cree que en su mente hay dos personas que piensan de modo distinto? Y si eso no es posible ¿quién o qué era esa mente que le razonaba de modo diferente? No es posible que existan dos mentes distintas en un único organismo, tal y como se habla del consciente y el inconsciente.

Si la experiencia de vida ha seguido el camino del cuerpo y no han existido dos cuerpos que han tomado distintas alternativas, parece poco razonable creer que tenemos dos mentes opuestas en un solo cuerpo. Así que hay que buscar a nuestro opositor mental en un lugar fuera de nosotros, lo que permitiría explicar la dualidad en el pensamiento, de las diferentes de formas de pensar que podemos tener en unas pocas horas, y del análisis mental que se efectúa cuando intentamos tomar una decisión compleja. Los problemas matemáticos, académicos, no están sujetos al mismo dilema, pues se trata de encontrar una solución a unos datos aprendidos.

Realmente es solamente una cuestión organizativa que depende del modo en que el cerebro logre rescatar y relacionar lo que antes había sido grabado en la memoria. No hay, pues, ninguna connotación emocional, ni sensitiva.

Aún con todo, tan difícil resulta asegurar que existen dos personalidades en nuestro interior, como que existe otra mente en el exterior que se comunica con la interna cuando así lo requerimos de un modo consciente. Nos hemos planteado tantas veces una duda en nuestra mente, sin saber la respuesta o el camino correcto, que no nos hemos dado cuenta de que quien nos responde no somos nosotros mismos. Es como si entablásemos un diálogo interno entre dos personas distintas, uno preguntando y decidiendo, y otro respondiendo y aconsejando. Cuando reflexionamos en busca de una solución a un dilema afectivo, o para tomar una decisión de trabajo, allí está inmediatamente ese otro Yo que nos da su propia versión y solución. "Consultaré con la almohada", se suele decir, pero indudablemente la almohada no responde, pero alguien toma su lugar esa noche para dialogar con nosotros.

"Lo pensaré y luego te daré una respuesta", es también una frase habitual cuando necesitamos meditar. ¿Pero con quién meditamos en este diálogo interno? Hagamos la prueba ahora mismo y veremos que hay dos personalidades en este diálogo, quizá entre la mente racional y alguien del exterior. Si es así ¿dónde estaba antes de este diálogo?

Cuando nuestra mente racional toma decisiones erróneas y precipitadas, sin dialogar con la mente exterior, poco tiempo después surge eso que denominamos como "la consciencia".

Admitimos que esa consciencia nos puede reprochar nuestros actos, aunque nunca antes nos hemos planteado qué es realmente.

Los actos desafortunados encauzados por nuestra mente harán daño a nuestro cuerpo físico, y luego a la propia mente que tomó la decisión, aunque poco después alguien o algo nos tratan de exculpar y nos dice el camino para ello.

Pongamos por ejemplo la decisión de beber alcohol durante una fiesta. Sabemos plenamente las consecuencias posteriores, pero nos damos varias razones para beber. En ese momento nuestro otro yo, la consciencia, ya nos avisa, pero nuestra mente consciente le replica y no le deja hablar, ni que tome otra decisión.

El alcohol debe beberse porque nos desinhibe, nos encontramos más sociables y nos entretiene. Horas después nuestro cuerpo nos demuestra el error: dolor de cabeza, resaca… Si persistimos en ello, se entabla todos los días una pugna entre ambas mentes, entre la que dice querer beber y la que aconseja no hacerlo. De insistir, al daño físico se unirá el psicológico, pues la mente racional entra en desequilibrio, no solamente por los cambios físicos, sino por las propias confrontaciones con la conciencia.

114

La solución está en el exterior de nuestro cuerpo físico, en la consciencia universal que nos rodea y que no está condicionada por el tiempo ni por el espacio. Siempre presente a nuestro alrededor, posee la experiencia de toda la evolución, no solamente de la especie humana, sino de todas las especies y organismos que pueblan el universo. Esa consciencia universal se nutre en cada acto de respiración, cuando exhalamos el aire y lo cedemos al exterior, un aire que contiene nuestra esencia vital y que será inhalado a su vez por otras personas y organismos. Este intercambio entre organismos nos mantiene unidos sutilmente a nivel cuántico, estableciéndose entre toda una simbiosis perfecta y sin límite en el espacio ni el tiempo. Y así año tras año, siglo tras siglo, pasando al espacio exterior, mientras que de ese espacio nos llegan nuevos datos, nuevas manifestaciones de energía cuántica hasta ahora imposible de medir.

Este YO interno y aquel YO externo no son solamente formas de energía vibratoria que nos permiten formar los pensamientos y los recuerdos, son el lazo de unión entre la materia y la mente, entre nuestros sentimientos, sensaciones y pensamientos.

Las sensaciones corporales originadas por nuestros cinco sentidos caminan vía sistema endocrino al sistema nervioso y el cerebro, desde donde se originan los impulsos para modificar nuestras glándulas, segregando hormonas específicas que modificarán nuestra respuesta corporal, pero también nuestros sentimientos. Estos sentimientos a su vez, generan los pensamientos, la forma mediante la cual nos involucramos en la existencia y nos conforma lo que denominamos como nuestra personalidad.

La personalidad, por tanto, sería la suma de nuestro código genético, nuestras sensaciones físicas, nuestra integración en la gran consciencia universal y, finalmente, los pensamientos generados por los tres factores anteriores –genética, sensaciones y consciencia-. Al final, serán estos pensamientos lo que determinarán nuestras reacciones visibles y nuestro proceso mental.

Pongamos un ejemplo:

Usted llega al cine, se sienta, y en su mente aún están los recuerdos de cómo llegó, lo que ocurrió ese día y lo que tiene que hacer. Todos esos pensamientos parecen proceder de su interior, pero la película comienza y poco a poco los pensamientos que hasta ahora ocupaban su mente comienzan a desvanecerse, pues la película es ahora su foco de atención. Acaba de bloquear sus pensamientos anteriores, les ha cerrado la puerta que les permitía introducirse en su mente, y solamente deja entrar a lo que ve en la pantalla, precisamente algo que está fuera. Usted solamente volverá a pensar en sus problemas cotidianos si impide que la película entre de nuevo en su mente. Siempre estuvo fuera, pero usted la dejó entrar o la expulsó según sus deseos. Por eso, cuando alguien nos aconseja que no pensemos más en un hecho que nos molesta o duele, intenta que fijemos nuestra atención en otros hechos para que solamente dejemos entrar en nuestra mente aquellos pensamientos que deseamos. Si en un momento dado, los pensamientos negativos vuelven a nuestra mente, es porque les hemos dejado entrar; nunca estuvieron en nuestro interior ya que no existe ningún lugar donde se almacenan los pensamientos. Las sensaciones y sentimientos sí se almacenan, pero los pensamientos no.

Controlar los pensamientos

La cuestión es si podríamos tener todo bajo control y conseguir que desarrollemos solamente pensamientos positivos, de utilidad, de felicidad o plenitud; si interesa controlar en primer lugar las reacciones corporales, nuestros sentidos, o las puramente mentales.

Nuestra experiencia es que el cuerpo siempre termina ganando la batalla a la mente, e incluso a la consciencia universal. Cuando el cuerpo dicta sus razones, sus imposiciones a lo que estamos sintiendo, no hay razonamiento interno que le pueda frenar, y de seguir intentándolo el desequilibrio mental y corporal será un hecho. Así que la cuestión es si podemos controlar nuestras sensaciones físicas mediante el concurso de la consciencia universal. Este es un proceso mucho más fácil de lo que parece.

Para el control de nuestras emociones físicas siempre se han utilizado técnicas físicas diversas, como hacer ejercicio, llevar una vida saludable, relajación corporal, masajes, aromas, plantas medicinales o medicamentos, e incluso la música y la lectura. Todos estos elementos indudablemente contribuyen a mantener a nuestras emociones corporales bajo control, pero su efecto es muy frágil y de poca duración. Basta un pequeño proceso mental súbito, un pensamiento inadecuado, para que todos los meses anteriores no hayan servido para nada. La mente es capaz de desequilibrar en un minuto a un organismo aparentemente fuerte.

Hay que buscar otra solución y para ello podemos acudir a la consciencia interna, la que permanece grabada de forma indeleble y en continuo crecimiento en todas nuestras células. Si tiene la experiencia de nuestros antepasados indudablemente debe ser sabia, así que podrá controlar nuestras emociones según nuestros deseos. Debería ser así, pero está condicionada y en cierto modo presa. Los legados que los ancestros nos metieron en el ADN no siempre han debido ser buenos, aunque nos permitieron nacer y sobrevivir.

Demasiadas batallas, demasiada ira, demasiado miedo y demasiado egoísmo han quedado grabados en esos 175.000 años de existencia y evolución. Sería prudente no fiarnos demasiado de esa experiencia y buscar otro consejero más sabio y tranquilo. Además, la propia experiencia acumulada desde el día de nacimiento está plagada igualmente de envidias, rencores, agresividad, mentiras, desamor, peleas y maldad, aunque en ocasiones también han existido actos en consonancia con el orden universal que tienden al equilibrio.

Es por eso que vivimos en una continua dualidad de conciencia, entre los pensamientos de nuestras células y aquellos que nos llegan del exterior y que pertenecen a todos los organismos que pueblan y han poblado el universo. No obstante, y con demasiada frecuencia, será del exterior de donde nos lleguen los pensamientos desequilibradores, aquellos que provocarán una desarmonía cuántica en nuestras células. En estos casos debemos bloquear su entrada hasta nuestra propia consciencia. ¿Cuántas veces no nos hemos dicho que debemos quitarnos esos pensamientos de encima? ¿Qué no debemos dejar entrar pensamientos de dolor o de ira?

Las técnicas de control mental ayudan a controlar nuestra consciencia interna, pero para tener también bajo control a la consciencia universal necesitamos algo más. De conseguirlo, y esto es algo que pretendemos con este libro, habremos alcanzado ese alto grado de iluminación que pocas personas han conseguido, aquellos a quien la metafísica menciona como los maestros ascendidos.

Hay que ser muy prudentes sobre los pensamientos que nos dirigimos a nosotros mismos a lo largo del día.
Este monólogo interior, sin que nada le interfiera ni le proporcione otro punto de vista, ejerce una profunda influencia en nuestras vidas y no siempre para bien. Se comporta como una esponja que siempre absorbe la misma agua sucia. La excesiva benevolencia con nosotros mismos, aquella que nos justifica de todos nuestros equivocados actos, termina por hacer que sigamos caminos equivocados una y otra vez. La reconexión con el mundo exterior, con la consciencia universal, acaba siendo bloqueada de manera definitiva y nuestra viciada única opinión nos marca para siempre. Este podría ser el origen de tantas frases como: "Es que todo me sale mal", "No consigo levantar cabeza" o "Parece que me han echado una maldición".

Estas frases, indudablemente sin ser conscientes de ello, están repitiendo continuamente que las cosas van mal, que la vida es aburrida y difícil, que la mayoría de la gente es detestable, que estamos cansados de todo, etc. Antes de un acontecimiento importante, tal como una entrevista para un trabajo o una primera cita, este monólogo interior se acelera, habitualmente en un sentido negativo, revelando algún tipo de preocupación que nunca debería salir pero que se amplifica fuera de toda proporción.

En tales situaciones, es obvio que algo está trabajando contra nosotros. Las consecuencias suelen ser más extremas y problemáticas que la situación original: un cantante puede perder la voz en la noche inaugural de un espectáculo, o un actor puede olvidar su parte, o un candidato muy cualificado puede llegar a estar completamente turbado durante una entrevista...

Química de las emociones

Cuando nos contemplamos en un espejo observamos nuestro mundo exterior, así que ¿cómo puede asegurar alguien que se conoce a sí mismo? O peor aún: ¿cómo alguien puede decirnos "te conozco perfectamente"?

Aunque la consciencia es un fenómeno mental que nos conecta con el exterior, en esa pequeña glándula endocrina llamada hipotálamo es donde se fabrican las respuestas emocionales. Recogedor incansable de todas las sensaciones físicas y de la información contenida en el ADN, en su pequeña farmacia interna se crean las neurohormonas, responsables de que las emociones que sentimos diariamente se traduzcan en sentimientos, en nuestro modo de sentir y percibir. Podríamos decir que la química generada es una consecuencia de la rabia, de la felicidad, del sufrimiento, la envidia..., una consecuencia de nuestros pensamientos. Cuando este proceso se desencadena, el cerebro termina descargando una tormenta de impulsos nerviosos que dañan poco a poco las zonas orgánicas más débiles. Si nos acostumbramos a recibir estas emociones, se crearán neuropéptidos a causa de nuestras sensaciones físicas y nuestras células se acostumbrarán a recibir mensajes desafortunados, creando hábitos de pensamiento.

Desconectar los recuerdos

Perdonar es volver a recordar el pasado.

Hay que hacer énfasis en que los recuerdos deben ser considerados a su propio nivel y tienen poco que ver con las palabras en sí mismas.

Si los padres de un niño le abandonan en la primera infancia, puede que el niño no sea capaz de describir lo que pasa en términos como: "no me quieren y no quieren estar conmigo", pero el mensaje está ahí como un sentimiento. Su frágil sistema ya no puede reaccionar con normalidad y "ser él mismo". Tiene que desconectarse, enterrar o modificar el sentimiento, con el fin de seguir adelante. La memoria emocional puede contener una gran tristeza y sensación de vacío sin una imagen específica, pero aquí el sentimiento es la imagen. Cuando somos adultos lo denominamos depresión.

Casi todos los hábitos erróneos, como beber o utilizar drogas, hablar agresivamente, comprar compulsivamente, obsesionarse con una cosa u otra, presionar de forma desmesurada a alguien, etc., es un intento de rebajar nuestro nivel de energía, de forma que la consciencia pueda mantener su coherencia, aunque sea una coherencia forzada. Una gran cantidad de estrategias utilizadas en las terapias del comportamiento, como la Gestalt que trabaja con lo obvio, evitando o procurando no preguntar el porqué, sino el para qué; o la PNL que pretende programar la mente para lograr que se comunique eficazmente lo que una persona piensa con lo que hace, utilizan esta conexión de la mente con el cuerpo. Sin embargo, ¿qué pasa con el dolor psicológico? ¿Desaparece? ¿O tan sólo hemos encontrado un remedio temporal para impedir que nos moleste? ¿Podríamos enviarlo al exterior, tal y como hace el sudor, el sistema linfático o la orina?

La decisión de hacer un acto reprobable necesita una justificación para el ejecutante. Esa justificación será primordialmente para uno mismo —lo tuve que hacer, debía hacerlo-, aunque con mucha frecuencia es para los demás, para buscar su aprobación y no la crítica. No hay nada que no "quede más remedio" que hacerlo, sino necesidades que queremos cubrir en ese momento. Todo acto puede realizarse de otro modo, si encontramos un motivo para ello.

Utilidad al equilibrio universal

Estamos vivos porque somos útiles.

Debemos admitir que nuestra existencia no es individual, que todos los seres presentes en el universo están interconectados y que, de un modo no siempre claro, nos servimos de soporte unos a otros. La finalidad de la diversidad de especies es simplemente la supervivencia y el equilibrio del conjunto universal. Estaremos donde estamos mientras seamos útiles a ese equilibrio. Por eso, cuando un anciano repite reiteradamente que ya no sirve para nada, que lo mejor es morir, la naturaleza le concede su deseo y le aparta, dejando sitio para los nuevos individuos.

Pero no todo es tan aparentemente crudo, pues dentro de esa utilidad esencial, las mismas especies han adquirido un principio de solidaridad, frecuentemente de simbiosis, lo que permite que nuestro problema pueda provocar el interés de otros elementos vivos, sean humanos o microscópicos, recibiendo ayuda. Este fenómeno existe de manera mucho más clara en nuestro organismo, cuando una parte del cuerpo enferma. Todo el conjunto de células y órganos se ponen en acción para ayudar al enfermo, activando, frenando o sustituyendo el trabajo de la zona enferma.

De este modo, cuando el deterioro de la zona dañada es muy alto y quizá irreversible, otras zonas corporales suplen su misión en busca del equilibrio general energético. Así, los problemas emocionales no resueltos o que están causando un daño serio, reciben el soporte de todo el conjunto orgánico, razón por la cual ante un deterioro general resultan recomendables las terapias de revitalización inespecífica. Con frecuencia, la ciencia médica cae en el error de tratar de modo insistente las zonas dañadas, por ejemplo, los riñones o el corazón, incluso en aquellos casos en los cuales la enfermedad ya los ha invalidado, lo que solamente conduce a una muerte inminente. Si nos dejáramos de preocupar tanto de las partes afectadas, del problema psicológico que motivó esa depresión intensa, y trabajásemos preferentemente en restablecer y potenciar la energía global del enfermo, el mismo organismo quizá conseguiría restaurar el equilibrio y la salud.

Consciencia

Nosotros creamos el tiempo con movimientos de la consciencia. De hecho, podríamos reinterpretar nuestra experiencia del tiempo, lo cual se traduciría automáticamente en una reestructuración de los patrones energéticos que crean al cuerpo. En realidad, el tiempo nunca se agota, porque no existe como un ente absoluto. El fluir del tiempo lineal es un acontecimiento totalmente psicológico. De hecho, los comienzos y los finales son ilusiones, tal como lo es el tiempo lineal. Y uno no puede ver todo el círculo. Uno ve solamente este fragmento, y entonces ve el tiempo lineal. Pero en realidad, es una eterna continuidad.

Cuando dejemos de experimentar el tiempo lineal, comprendiendo que sólo existe la Eternidad; y cuando comencemos a experimentar los ciclos de descanso y actividad, cambiará la forma de estudiar la vejez y en la medida en que lo interioricemos así podremos alterar los procesos biológicos. Porque nuestros procesos biológicos actuales, son el resultado de ideas desgastadas. Nos han dicho tantas veces que la vejez es decaimiento del cuerpo y los sentidos que nos lo hemos creído desde que somos niños, y esto son muchos años pensando en algo tan destructivo. El cuerpo, no es más que un campo de esas ideas. La más vieja idea es aquella que nos dice que existe en el exterior un mundo objetivo que es independiente del que lo percibe. Pero en realidad, nosotros vivimos en un Universo participativo y el mundo objetivo es, en parte, una respuesta del observador. El viejo paradigma dice que el mundo material, el cual incluye a los seres humanos, está compuesto de trozos de materia separados unos de otros, en el espacio y el tiempo. Pero si entendemos que el mundo no es material y que está compuesto de campos energéticos que provienen de la imaginación, veremos que la mente y la materia son esencialmente lo mismo. Miro más allá del Cosmos y ¿qué encuentro? A mí mismo. La diferencia está en que algunas personas se ven en el mundo y otras ven el mundo dentro de ellas. Es una pequeña diferencia de percepción, pero es el mismo mundo. Recordemos cuántas veces nos han reprochado que estemos alejados de "la realidad", que el mundo en el que vivimos no sea así, que seamos realistas.

Cuando nos forjamos nuestra realidad y vemos el mundo según nuestros deseos, solemos ser más felices, hasta que alguien nos da un manotazo para que dejemos de ser felices.

En este viejo concepto la mente está atrapada en el cerebro, la inteligencia se localiza en el sistema nervioso, en el cuerpo, pero hay que traspasar el pensamiento más allá del Cosmos. El mundo físico que experimentamos en este momento es resultado de la consciencia colectiva. Si la cambiamos, también cambiará el mundo, especialmente si se trata de miles de personas que quieren trascender juntos. Puesto que somos parte de una filosofía cósmica, el entorno físico comienza a cambiar. Y si nuestra filosofía cambia, también cambia la fisiología cósmica.

Si nuestra mente cambia, cambia también la mente global. Porque nosotros somos eso, somos parte de ese campo.

Nosotros somos inteligencias que aprendieron a crear todo este Universo. Y por lo tanto, como seres humanos, no estamos contenidos en nosotros mismos, sino que somos en realidad puntos focales en el campo unificado, interconectados (sin solución de continuidad), con los patrones de inteligencia que atraviesan todo el Cosmos. Es tal esa relación, que nuestros cuerpos no poseen límites definidos, no estamos separados.

Nuestras necesidades no son, por lo tanto, totalmente interdependientes. Somos un modelo cambiante, pulsante, de todo el proceso. Nuestro cuerpo es parte del cuerpo universal, nuestra mente es un aspecto de la mente universal.

El átomo es a su vez un universo. Así como es el microcosmos, así también es el macrocosmos. Así como es el cuerpo humano, es también el cuerpo cósmico. La mente humana también es así.

Ya hemos dicho que sólo existe la eternidad y que hemos creado el tiempo como resultado de nuestra percepción del cambio en donde el envejecimiento es una expresión del concepto de tiempo. El modo en que metabolizamos el tiempo también provoca la biología del envejecimiento y si pensamos en lo relativo lograremos el cambio.

Así que, nuevamente, encontramos que nuestros cuerpos, nuestros egos, nuestras personalidades, todo, son parte del paisaje cambiante. No somos el paisaje, somos el quien ve, crea y atestigua ese paisaje. El viejo paisaje, el sufrimiento, es algo innecesario, no es parte de la realidad, somos víctimas de enfermedades, envejecimiento, etc.; y en el nuevo paraíso, no nos recordamos de la enfermedad, envejecimiento, ni siquiera de la muerte.

El que ve, no puede pasar por esas cosas, sólo el paisaje puede aparentar hacerlo. No somos seres humanos que tenemos una experiencia espiritual ocasional, sino que somos seres espirituales que tenemos una experiencia humana ocasional.

Einstein dijo que hay dos concepciones diferentes acerca de la naturaleza del Universo:

1) el mundo, como una realidad dependiente de la humanidad,

2) el mundo, como una realidad independiente del factor humano.

A lo que respondió el filósofo Tagore:
Cuando el Universo está en armonía con el hombre eterno, éste lo conoce como verdad pero lo siente como belleza.

A lo cual dice Einstein:
Esa es una concepción puramente humana de la naturaleza.
Y Tagore dice:
No puede existir otra concepción. Este mundo es un mundo humano, y la concepción científica de la misma es también la del ser humano científico.
A lo que respondió Einstein:
Ahora sé, por qué soy más religioso que Ud.

Otra hermosa cita, tomada de Tagore dice:
"La misma corriente de vida que corre por mis venas, corre por el mundo y baila rítmicamente. Es la misma vida que aflora alegremente de las profundidades de la tierra en innumerables briznas de pasto y se abre en tumultuosas hojas y flores. Es la misma vida, que como balsa en el océano, cuna de vida y muerte, fluye en el flujo y reflujo de la marea. Siento que mis extremidades se glorifican al contacto con este mundo de vida; y la experiencia de los siglos, danza en mi sangre en estos momentos".

Meditación trascendental

Controlar la mente no es algo que solamente puedan conseguir los ermitaños y la gente de inclinaciones religiosas que renuncia al mundo. Indudablemente eso proporciona una gran recompensa emocional, pues rompe las ataduras de la ignorancia. Hay situaciones en las cuales no podemos ni debemos romper con todo para alcanzar la iluminación. La meditación correcta debe ser un proceso sin esfuerzo que conduzca a una relajación más profunda y liberar el estrés.

La realización espiritual sigue siendo el gran objetivo que ha sido durante innumerables siglos, pero no tiene sentido insistir en ella mientras el cuerpo y la mente no estén preparados.

La naturaleza tiene la misma capacidad de razonar que los humanos, y prevé los remedios para estabilizarse. Por eso no es probable que exista una hecatombe mundial a causa del mal hacer de las personas. Siempre hay una inteligencia suprema, como si fuera un padre que corrige los defectos de sus hijos. Todo está ordenado porque todo es inteligencia. Los alimentos y las plantas son inteligencia.

Lo que tomamos para nutrirnos, lo convertimos en nuestra propia inteligencia y pudiera ser que la enfermedad sea simplemente la inteligencia interrumpida, pero podemos hacer que vuelva al orden.

El primer paso para que se produzca la curación cuántica es darle al organismo las técnicas para que encuentre la salud por sí mismo, ayudándose de esta inteligencia de la naturaleza. Las hierbas, minerales y metales que usa el médico naturista "piensan" como nosotros pues todos somos orgánicos. Para cada parte del cuerpo, la naturaleza proporciona una sustancia que la complementa y ayuda.

La medicina consiste, pues, en permitir que lo similar hable a lo similar y esto sólo es posible con los remedios que aporta la naturaleza. Este lenguaje en el mismo idioma es la clave para entender la diferencia entre los productos naturales y los químicos. ¿Qué hace nuestro cuerpo vivo con elementos muertos o, por aún, con elementos químicos que no reconoce? Para que la salud se restablezca es necesaria la similitud.

LECCIÓN 7

TERAPIAS CUÁNTICAS
El potencial curativo

En nuestro interior está la mayor farmacia del mundo.

Desde el punto de vista médico, una enfermedad puede representar una cuerda de guitarra mal afinada, aunque con frecuencia la unión cuerpo-mente no logra afinar la frecuencia vibratoria y necesita una ayuda externa. Esta es la razón por la cual las personas acuden al médico, ya que en los orígenes de la enfermedad el propio cuerpo intenta reajustarse. En algunos casos, la meditación puede ser un instrumento terapéutico poderoso, ya que permite al cuerpo liberarse de su enfermedad, pero no será suficiente. En su ayuda están las plantas medicinales o otros remedios que nos proporciona la naturaleza, entre ellos la alimentación, uno de los pilares de la salud, aunque no el único. La farmacología del cuerpo, al tratarse del resultado de toda nuestra existencia y la evolución del propio ser humano, supone nuestro mejor potencial curativo disponible; pero nadie puede lucrarse con ello, así que esta es la causa de que se desprecien los procesos curativos puramente personales. Si nos diésemos cuenta de que nuestro futuro cuerpo será la consecuencia de los procesos mentales actuales, intentaríamos cambiarlos ahora mismo. Ahora apenas ningún político quiere invertir en salud, dedicando ingentes cantidades de dinero al tratamiento de las enfermedades, pidiendo a la población que cuando estén enfermos acudan prestos a un médico que les solucionará, si ello es posible, su larga lista de errores pasados.

En situaciones de caos psicológico, las preguntas y las respuestas van y vienen como olas del mar que no cesan, generando también un caos físico al no encontrar las células el equilibrio que necesitan para desarrollarse y comunicarse entre ellas. Como un hormiguero invadido por el agua, el desorden y la desorientación ocasionan el derrumbe total de la estructura. Y todo eso, simplemente por un pensamiento incorrecto mantenido que impide tomar decisiones sabias y serenas en los momentos difíciles.

La incertidumbre puede alterar una glándula como la tiroides, la cual debe comunicarse continuamente con el cerebro para transmitirle sus necesidades y problemas, pero también lo hace a sus glándulas endocrinas vecinas, y finalmente al cuerpo entero. De mantenerse esta situación tan imprecisa, la velocidad de nuestros pensamientos es más lenta de lo necesario, lo que ocasiona que muchos procesos químicos diarios, muchas transmisiones del sistema nervioso, nunca lleguen a su destino en el momento adecuado. Afortunadamente, ni esta glándula ni ninguna otra dependen del cerebro; creíamos que sí porque resultaba más cómodo, pero lo que ocurre es que lo que consideramos nuestra mente en realidad es un conjunto de elementos, millones, que tienen también la propiedad de comunicarse con el exterior.

Primero curar la mente

No hay pues una sola manera de pensar, sino dos grupos bien diferenciados, el interno y el externo.

Esto nos lleva a insistir en que nuestro cuerpo pensante no está limitado a las facultades cerebrales, y que cada parte de nuestro cuerpo sabe perfectamente lo que le sucede a las otras, lo mismo que percibe el dolor o las sensaciones placenteras.

No hay ni un solo campo energético que funcione de forma aislada, ni siquiera con el exterior al cual todos pertenecemos. Por eso, el bienestar de una zona repercute en las demás. Si usted se tumba en el césped un día soleado, y lo hace junto a un ser querido, la sensación corporal de sus cinco sentidos llega a todo su organismo, al hígado, al estómago y a los pulmones. Todos ellos se sienten felices. Esta es la razón para rechazar los medicamentos químicos y las drogas. Creemos que sus efectos secundarios afectan a determinadas zonas y que por eso los podemos controlar, pero el daño es general, aunque unas partes lo acusan más que otras. Además, y esto es algo que apenas percibimos, es que el estado anímico del sanador, del médico, su personalidad y circunstancias personales de ese momento, influyen en nuestra propia salud, hasta tal punto que podemos empeorar simplemente al estar en su presencia, aunque no hable. Si sus vibraciones cuánticas no están en armonía, su modo de diagnosticar estará igualmente desvirtuado, sus conclusiones apenas se elaborarán con unos pocos datos, y no conseguirá la adecuada templanza para percibir, para tener eso que en medicina se llama "ojo clínico".

La medicina moderna sigue estando convencida de que la enfermedad es producida por agentes objetivos, pero esto no es así. Una enfermedad no puede instalarse sin que un receptor la esté aceptando, y así es como nacen los intentos actuales para comprender nuestro sistema inmunológico.

La mente ha creado una medicina interna para garantizar el instinto que nos anima a salvarnos unos a otros y es ese mismo instinto el que nos anima a no culparnos unos a otros por nuestra debilidad.

Renovar nuestra mente

Sabrás que eres capaz, cuando puedas conseguirlo sin ayuda
Sabrás que eres fuerte cuando puedas moverlo sin ayuda
Sabrás que eres viejo cuando no puedas mantenerte erguido
Sabrás que estás enamorado cuando te duela la ausencia.

Tenemos varios billones de células en perenne renovación, aunque habría que hablar mejor de en continua mitosis. Ello quiere decir que cuando se duplican se producen células genéticamente idénticas, con las mismas características y memoria que la anterior. Sin embargo, en este proceso ya existe un pequeño deterioro, un envejecimiento que hace que la célula duplicada no sea exactamente igual, aunque este dato se puede emplear de forma beneficiosa, como veremos más adelante.

Esto es el fundamento del crecimiento, de la reparación tisular, pues, aunque las nuevas células son aparentemente iguales, adquirirán otras sensaciones y experiencias que las permitirán evolucionar, cambiar en lugar de envejecer. En oposición a esta evolución celular, existen un 1% por ciento de cada célula que nace ya deteriorado, así que, si consiguiéramos que ese 1% no se deteriorase, o que el 99% dispusiera de una información que las impulsara a la renovación, a revertir el deterioro, podríamos rejuvenecer, cambiar nuestra personalidad o, al menos, mejorar nuestra salud.

Cuando una célula (en realidad el conjunto de células) se duplica, dispone de todo el informe genético de la anterior, asumiendo sus errores, virtudes y experiencias. Si una vez duplicada, la persona modifica sus hábitos mentales y físicos que le llevaron a parte de sus características, la nueva célula comienza un proceso lento de cambio. En ese momento el organismo del cual forma parte puede mejorar o empeorar, dejando nuevas señales y cambios para la próxima mitosis celular.

Igualmente, es interesante la posibilidad de hacer recordar a las células de hoy las vivencias de antaño y el estado de salud que tenían, por ejemplo, a los 10 ó 20 años, cuando la plenitud física estaba en su mejor momento y en continua perfección, cuando se vivieron épocas de felicidad. Retrocediendo mentalmente en el tiempo a épocas pretéritas, podríamos introducir datos en nuestras células actuales que se mezclarían con los acumulados hasta entonces, en un intento de que recordasen cómo eran antes, tanto en cuanto a salud, como a su estado psíquico. Cuando el recambio celular tenga lugar, estos datos rescatados del olvido quedarían ya introducidos de forma sólida, comenzando un proceso de cambio mental y físico que daría lugar a una mejora en el estado corporal.

El origen de la enfermedad

Ciertamente, la herencia es un factor determinante en la salud de un individuo; pero no es el único factor. Incluso los problemas genéticos desafortunados a menudo pueden superarse.
De hecho, usted puede construir (o reconstruir) su salud, aunque la idea no es tanto curar al cuerpo o la mente, como mejorar su resistencia a las complicaciones de la vida. Cuando busque la energía como factor principal de salud, también conseguirá descubrir una sensación nueva de plenitud física, una sensación que no es simplemente el resultado de una ausencia de enfermedad, sino una afirmación de salud y felicidad. Usted es quien ha conseguido la salud, no el médico y su remedio.

La salud mental no es diferente a la física, pues, aunque aparentemente estamos constituidos de materia sólida, cuando observamos un átomo solamente encontramos un campo electromagnético vibrando. En su interior, las partículas flotando e intentando mantener una cohesión con su entorno. Por eso, toda enfermedad, incluidas las puramente mentales, son la consecuencia de una alteración de ese campo electromagnético. Cuando conseguimos estabilizarlo la regeneración celular continúa, pero en caso contrario no se establece ninguna coherencia con el resto de las células, que continúan desequilibrándose. Pierden la comunicación y ello ocasiona los fenómenos físicos inflamatorios y degenerativos. Poco a poco pierden también la memoria de cómo deben actuar y comunicarse, y se pierde la carga electromagnética. Cuando todo está correcto, la célula se comunica con las demás y consigue la información necesaria para realizar su función, además del apoyo de las otras.

Los productos químicos intentan restablecer las consecuencias del desorden celular, supliendo su misión, pero esto solamente ocasiona una mejora en la sintomatología, no el restablecimiento de la adecuada energía electromagnética. Los productos naturales, por el contrario, al disponer de la misma memoria que nuestras células orgánicas, aportan la adecuada información a las células dañadas para que se restablezca el orden cuántico. Además, también ceden elementos químicos para suplir las deficiencias, por lo que se comportan también como los medicamentos tradicionales. Sin embargo, no alteran el orden de las células sanas, contribuyendo a su mayor eficacia.

Para la mayoría de las personas, estar sano es no estar enfermo, y si se sienten mal acuden a centros donde solamente tratan las enfermedades, no la salud. Aunque se denominen "Centros de salud" no son tales, puesto que ninguna persona sana acude a ellos. Además, allí van buscando esencialmente desórdenes físicos, no energéticos, y ni siquiera indagan en los trastornos del pensamiento que dieron origen a su enfermedad física. El psiquiatra, de ser requerido, intentaría solucionarlo mediante medicamentos que cambian la química orgánica, pero que no restablecen el orden energético ni la coherencia celular.

Hay una gran de científicos que ya empiezan a considerar que la mayoría de las enfermedades físicas tienen su origen en un problema emocional, pero realmente deberían hablar solamente de enfermedades mentales –del pensamiento- que se manifiestan también con síntomas físicos. Los investigadores ya nos dan la cifra de que un ochenta por ciento de nuestras enfermedades se originan de este modo, especialmente el asma, las alergias, los problemas cardíacos, de piel y las enfermedades autoinmunes y cancerígenas. Así que todo comienza en la mente antes de aparecer en el cuerpo.

Esto es digno de reflexión, pues si podemos ejercer una influencia favorable sobre nuestra mente antes de que una enfermedad se consolide y se haga crónica, e incluso en las primeras manifestaciones estaríamos en condiciones de curarnos. Pero esto requiere desligarse del terapeuta, tomar las riendas de la propia enfermedad y trabajar activamente, aunque no excluye el tratamiento farmacológico. Tal vez demasiado laborioso para una época en la cual la salud es "cosa de los médicos". Pero piense que, si desde ahora usted es sensible a las manifestaciones de su cuerpo y de modo especial cuando surgen dentro de un conflicto emocional, podría detener o al menos hacer algo positivo por su salud.

La mayoría de las enfermedades, salvo las traumáticas, comienzan de modo funcional, esto es, sin lesión anatómica ni perturbación fisiológica, solamente a partir de un conflicto o tensión psicológica. En esos momentos el sistema orgánico intenta adaptarse y corregir el problema, pero para ello debe concentrar su energía en unas zonas y minimizarla en otras. Esto dará origen a manifestaciones psicológicas muy difusas, como tristeza, estrés, cansancio, etc., que no son sino síntomas para llamarnos la atención. Pero el problema es que buscamos una causa, en lugar de ver el síntoma en sí mismo. Justificamos la razón para este estado emocional, y siempre encontramos un motivo o persona causante. De nuevo, creemos que el mal está fuera de nosotros, lo mismo que el remedio.

Indudablemente al comienzo de la enfermedad también hay síntomas físicos y posiblemente cambio en la química y el funcionamiento corporal, signos que un médico puede evaluar, pero solamente referido a las alteraciones físicas. Así funciona la medicina tradicional occidental desde hace siglos. Solamente cuando las alteraciones fisiológicas no son entendidas es cuando se recurre al psiquiatra, experto en manejar la química de las emociones.

Del mismo modo que cuando recibimos una mala noticia, nos despiden del trabajo o perdemos la cartera, nuestro cuerpo en conjunto sufre un pequeño shock y es posible que ese día comience una nueva enfermedad orgánica. Las emociones mantenidas o reprimidas durante años socavan la resistencia física y ocasionan las enfermedades crónicas o graves.

La enfermedad originada por el problema psicológico puede ser evitada indudablemente mediante ciertas ayudas, como una vida y alimentación saludable, la toma regular de plantas medicinales, así como mediante técnicas de relajación o autohipnosis. La invasión microbiana, por ejemplo, solamente es posible si el estado emocional de esa persona en el momento del contagio es deficitario. Un sistema defensivo con las células en plenitud y número, dotadas de la alegría de pertenecer a un organismo feliz, suponen un ejército muy eficaz en los primeros momentos de la invasión bacteriana o vírica. En esos momentos, los agentes invasores no poseen todavía el suficiente conocimiento del terreno en el cual se están anidando, ni entienden la capacidad defensiva de ese organismo. Son tan inexpertas que un eficaz sistema defensivo es capaz de neutralizarlas rápidamente. Dar un antibiótico en esos primeros momentos sería un error, pues se destruiría igualmente las defensas orgánicas.
Si la mente sigue perturbada y no se ha adaptado al problema, el cuerpo, guiado por una mente falta de armonía, permitirá la entrada del microorganismo.

¿Puede una persona perfectamente feliz estar enferma? Quizá deberíamos intentar definir antes qué es la felicidad, pero si entendemos como tal un estado de plenitud emocional, es difícil que encontremos alguna persona que se pueda considerar plenamente feliz. Es por esta razón que la humanidad está condenada a la enfermedad. No obstante, existe multitud de enfermedades que no son tales y que las debemos considerar como simples reajustes, como el dolor muscular que nos obliga a descansar, la acidez estomacal que nos pide un cambio en nuestra dieta, la hipertensión o el exceso de colesterol que son indicativos de una vida tensa, o el insomnio pertinaz que indican que hay asuntos que deben resolverse de otro modo. La enfermedad, en estos casos, no es negativa ni inarmónica.

"Hay que ser positivos" es una frase que se repite con frecuencia en todos los ambientes, especialmente en los cursillos acelerados de PNL o desarrollo emocional. Ésta es una sugerencia que nadie puede rechazar, pero que pocos pueden explicar ni llevarla a cabo. ¿Se trata de ver siempre el lado bueno de las cosas, de aceptar el infortunio sin luchar o de decir que sí a cualquier sugerencia o petición estúpida? El problema es que no es posible desarrollar una mente armoniosa y "positiva" si nuestras sensaciones corporales no se encuentran a gusto.

Así que para curar el cuerpo hay que curar primero la mente, pero posiblemente lo primero sea más fácil y rápido. No se cambian los pensamientos en pocas horas, a pesar de que las técnicas de Liberación Emocional así lo aseguren. Hay, no obstante, un requisito que deberá poner en marcha si quiere curarse de modo eficaz: debe estar convencido de que se curará. No deje que nada, ni siquiera el análisis más desalentador, le haga perder la seguridad de que mañana estará curado definitivamente. Usted hace su realidad. Si la salud se pierde por un proceso mental, la felicidad y la curación pueden ser entonces posibles. Recuerde que la ley de atracción nos dice que atraeremos que lo que pensemos. Si piensa en estar enfermo, llegará a estar enfermo.

La mayoría de las personas acuden con tanta frecuencia al médico que se levantan cada día recreándose en su propia enfermedad. Cuando alguien les habla mencionan su enfermedad, y hasta se niegan a divertirse porque su enfermedad se lo impide. Se juntan con personas igualmente enfermas para hablar de quién está más enfermo, de quién tiene más motivos para ser infeliz. Se comparan con los enfermos, no con los sanos, a quienes envidian, pero no quieren imitar. Su enfermedad llega a ser una razón para vivir, su entretenimiento y principal tema de preocupación. Por eso consideran al médico su mejor amigo y aliado. Los dos hablan de lo mismo: de su enfermedad.

Única opción: la salud

Las personas con vida activa y emocionante mantienen sus facultades mentales a pesar de la edad.

Solemos caer enfermos porque asumimos que es parte de nuestro destino, así que consideramos a la enfermedad como algo inherente con la vida. Si está convencido de ello caerá enfermo una y otra vez.

No obstante, el estado normal es la salud. ¿Cree que existe una programación interna para estar enfermo? ¿Es inevitable que nos resfriemos en los meses fríos?

Bien, veamos situaciones que pueden ocasionarnos enfermedades, y piense cuál de ellas depende exclusivamente de su forma de pensar:

. Un problema con la vecindad
. Pérdida del empleo
. Incertidumbre sobre su futuro
. Divorcio o ruptura de una relación
. Pérdida de un familiar cercano
. Enfermedad de un ser querido
. Traslado de casa a otra peor
. Una inversión financiera desafortunada
. Gastos imprevistos de gran cuantía
. Soledad
. Insatisfacción global.

Tratamiento mediante el sonido

Nos encontramos con una de las modalidades terapéuticas más importantes y, sin embargo, la más desconocida. El sonido es la fuerza sensorial primordial y por eso creemos que nuestros propios pensamientos en realidad los escuchamos en nuestro interior. Cuando decimos que "una voz en el interior de nuestra mente nos recuerda o avisa de algo", quizá nos estemos refiriendo a un sonido real en nuestro cerebro. Algunas culturas no dicen "tuve un pensamiento", sino "escuché un pensamiento" o, más místicamente, "Dios me dijo".

Así que un pensamiento es en realidad una vibración en la consciencia y cuando pensamos estamos escuchando sonidos, curiosamente en el idioma habitual.

Muchas estructuras producen una experiencia perceptiva. Cuando vemos algo, lo que realmente hacemos es tocar la luz que despide ese objeto en nuestra retina; cuando gustamos algo estamos tocando el gusto (dulce, amargo, etc.) con nuestra lengua y papilas; cuando olemos algo también lo estamos tocando primero con la mucosa nasal y luego con el sistema límbico. Y la sensación del tacto por supuesto es también así. El sonido finalmente se transforma en un tacto dentro del oído, con sus movimientos y vibraciones, el cual se transforma en una experiencia de percepción auditiva.

Nadie duda ya que la música tiene un efecto directo sobre las ondas cardíacas, las ondas cerebrales, la presión sanguínea, las contracciones estomacales, los niveles de hormonas, las endorfinas beta y los niveles de inmunidad, etc. ¿Por qué la gente escucha música? Porque les hace sentir bien. ¿Y por qué les hace sentir bien? Porque tiene todos estos efectos fisiológicos, no solamente mentales, pero cada persona puede encontrar beneficios particulares. Si uno escucha rock duro, todas las células comienzan literalmente a moverse, lo que resulta útil en atrofias o zonas con poca producción de fluidos. Así que, si escuchamos la marcha fúnebre de Beethoven, nuestros linfocitos se deprimen, aunque quizá se tranquilice nuestra médula suprarrenal, la productora de adrenalina. El secreto con la música es buscar alegría.
Por lo tanto, la música y con ella el sonido, puede dar lugar a la transformación de la materia.
Si repasamos la mitología griega encontraremos que Apolo era el dios de la medicina, pero también de la música.
Quizá cuando elevamos cánticos a nuestro dios, realmente estamos haciendo una terapia para elevar el espíritu y encontrar paz y felicidad.

Así que cuando queramos escuchar música para una finalidad emocional, primero calmaremos la mente y el cuerpo, y posteriormente escucharemos. La quietud debe ser total si queremos lograr un efecto fisiológico. Si queremos comprender el efecto del sonido en un ambiente determinado podemos tirar una piedra a un estanque y observar el comportamiento del agua. Si lo hacemos a un mar embravecido no hay respuesta. Cuando se trata de agua en calma, el tamaño y forma de la piedra influirán en el efecto.

Mantras

Los Mudras o gesto con las manos, se complementan con los Mantras (instrumento de la mente), de ahí que se dice que un mantra es un instrumento para liberar la mente del flujo constante de pensamientos que la confunden. Puede ser una sílaba, una palabra, una frase o texto largo, que al ser recitado y repetido va llevando a la persona a un estado de profunda concentración

En el budismo tibetano, cada mantra se considera el sonido correspondiente a un cierto aspecto de la iluminación y se recita para identificarse con ese aspecto de la mente iluminada. Por ejemplo, el conocido *om mani padme hum* corresponde a la compasión, siendo el clásico sonido "om" la forma de invocar a Brahman.

Según la tradición budista, un mantra no tiene efecto completo si la práctica de su recitación no es supervisada y autorizada por un maestro competente respaldado a su vez por un linaje de maestros que -en el caso del budismo- debe remontarse hasta el Buda. Además de recitarse, un mantra se puede escribir en determinados lugares para beneficiarnos con su influencia espiritual. Y estos sonidos primordiales son los mantras curativos o de búsqueda trascendental.

El sonido con el cual estamos familiarizados es OM, el cual se recita como OOOOMMM y cada vez que lo empleen tendrán un mandala denominado como shuyantra. Y esto es cierto para todos los diferentes mantras, pues cada uno de ellos se transforma en un holograma de información particular que da surgimiento a la forma. Por lo tanto, aquí hay algo muy poderoso para la curación.

Sonidos

Repasemos, ahora juntos, algunos sonidos que también son sonidos holísticos, pero que podemos practicar juntos; algunos que tendrán un efecto holístico (completo) sobre prácticamente todos.

1) **El primer sonido es el del zumbido.** Primero hay que respirar profundo y luego, mientras exhalan, pero con la boca

137

cerrada, se emite un sonido parecido a: mmmmmmmmmmmm. Todas las células comenzarán a vibrar con este sonido y si se hace con muchas personas al mismo tiempo, la armonización entre todos será más intensa. Sería el mismo efecto que intentar levantar un gran peso uno solo, o con ayuda.

Esta técnica es también un proceso respiratorio, porque lo que se hace es inspirar profundamente y luego se utiliza el sonido solamente sobre la exhalación, así que hay que prolongarla lo más posible.

Si hubiera muchos miles de personas haciendo esto al mismo tiempo, la vibración ocasionaría un efecto físico en el exterior. Si el sonido intenso, de un trueno o un terremoto, de una nota musical, es capaz de producir efectos físicos, del mismo modo se conseguirán cambios en nuestro cuerpo, y no siempre sutiles. El sonido que resuena en nuestro interior no depende de nuestros oídos, y si no que les pregunten a los niños cuando están en el seno de la madre. Cuando medimos su actividad física y cerebral con la monitorización, nos damos cuenta lo que significa para el bebé los sonidos. Este sonido que tratamos de realizar ahora es un sonido curativo, llamado el sonido de zumbido; el zumbido de la creación.

Una molécula se ha estructurado de un modelo, de un pensamiento, y un pensamiento en su estado más básico es sólo un sonido.

Hay científicos abiertos a nuevas ideas que están estudiando el efecto de los sonidos sobre las células cancerígenas. De momento se hace en tubos de ensayo y allí se aplican diferentes sonidos primordiales que consigue que exploten. Curiosamente, las células normales se reavivan con el mismo sonido y lo que en principio no parece tener explicación, la tiene cuando nos damos cuenta de que Creación es sonido en diferentes vibraciones. No luz como nos han dicho. Dios se ha comunicado siempre con nosotros por medio de la palabra y los sonidos, casi siempre manifestados en nuestro interior. Por eso es muy difícil que podamos dar pruebas a los incrédulos sobre la presencia de Dios.

2) Segundo sonido. Ver y oír una película de los Hermanos Marx puede ayudar mucho más que cien charlas con el psicoanalista, y además es más barato.

138

3)   Esto de que la risa cura es un hecho ya demostrable, por lo que no entendemos que en los hospitales se repriman los chistes y las carcajadas. Nos dicen que se trata de un lugar de dolor y de silencio, pero cuando se padece un dolor intenso el silencio no nos ayuda.

Así que el ejercicio consistiría en algo como ha ha ha ha ha ha ha ha ha ha (en español cambiamos a ja, ja...). Hay que tener cuidado aquí de no inspirar con el ja, sino hacerlo solamente exhalando. No sólo eso, sino que tiene que ser una risa desde el vientre, hay que sentir que ese sonido se desprende del vientre. Ya tenemos otro sonido curativo.

4)   Tercer sonido. La resonancia es muy importante también y a veces cuando las mujeres se vuelven viejas, especialmente en el climaterio, son muy agresivas y gruñonas. Y estos sonidos que hacen para mostrar su enfado les hace perder resonancia curativa. O sea, que cada día están peor y más gruñonas. Así no hay manera de estar a su lado. Los hombres, como no tenemos climaterio, o estamos siempre gruñones o siempre alegres. Así que hay que realizar un sonido que pase por las cavidades paranasales y craneanas, para sentir allí la resonancia: ma ma ma ma ma ma ma ma ma ma ma ma ma - siempre exhalando-. Nuestros pulmones se abrirán al máximo si prolongamos la exhalación. Luego se inspira profundo y se comienza de nuevo.

5)   Cuarto sonido. A veces, también podemos disminuir la resonancia o equilibrarla. Se realiza entonces un sonido opuesto a una resonancia que es: ia iu ie, ia iu ie, ia iu ie, ia iu ie. Parece un poco complicado, pero en pocos segundos de práctica no lo será.

6)   Quinto sonido. Este es bastante curioso: Kagahá Kagahá Kagahá kagahá kagahá. Lo podemos efectuar proveniente de los dientes, los labios, la lengua, con los cuales conseguiremos distintas vibraciones. Observe entonces sobre qué zonas del cuerpo actúan.

Los cantos védicos son una prueba de la utilización del sonido armónico, lo mismo que lo son los cantos religiosos cristianos.

No por el valor sonoro de los mismos ni su significado, sino por las vibraciones. Si en lugar de realizarnos nosotros los escuchamos con los ojos cerrados y el volumen lo más bajo posible, el relax es muy intenso y más adecuado para enfermos muy agotados. Una música muy renombrada en los ambientes místicos es la Gandharva Veda, la música eterna de la naturaleza, los ritmos y melodías de la naturaleza expresados como música. Si pudiéramos oír las frecuencias cambiantes presentes en el primer despertar del amanecer, en la dinámica del mediodía, o en el silencio profundo de la medianoche, oiríamos las frecuencias de la música Gandharva Veda.

Estas melodías sublimes neutralizan tensión y desarmonía en el ambiente, y suavemente restauran los ritmos biológicos al armonizar la fisiología a los ciclos de la naturaleza que subyacen en cada hora del día y cada temporada del año.

El conocimiento de cuándo escuchar cada melodía se basa en ciclos de tres horas llamados Praharas que corresponden a las cualidades cambiantes de la naturaleza a lo largo del día. El Gandharva Veda Maharishi provee música para crear equilibrio en el ambiente a lo largo de los ocho Praharas del día - Amanecer, Mañana, Mediodía, Tarde, Atardecer, Noche, Medianoche y Madrugada.

Se trata de la música curativa tradicional que usamos y que de acuerdo con la literatura védica, se supone que sincroniza los ritmos biológicos con los ritmos cósmicos. Y esta música es diferente para cada momento del día, porque nuestros ritmos biológicos están sujetos a ritmos cósmicos.

Hay **cuatro ritmos cósmicos básicos:**

Primer ritmo.

Mientras la tierra gira sobre su propio eje, se produce el ciclo del día y la noche, es lo que se llama ritmo circadiano. Nuestro cuerpo es totalmente diferente a las cuatro de la tarde, de lo que es a las cuatro de la mañana. Uno sabe esto, lo siente, fisiológicamente en forma de ciclos de sueño y de actividad, y hasta nuestro comportamiento cambia a lo largo del día, porque nuestros cuerpos cambian.

Si a unos ratones se les da cierta dosis de radiación a las cuatro de la mañana, los mata. Si se les da la misma dosis de radiación, a las cuatro de la tarde, esto tiene un efecto benéfico. Esta manera de proceder en la biología, se está volviendo muy importante, está abriendo todo un campo nuevo en quimioterapia, en el tratamiento del cáncer, y se denomina cronobiología o cronoterapia. Significa, cronometrar la droga, utilizando la droga sólo en determinado momento que se elige cuando las células propias están en armonía con las del Universo.

Durante el tiempo en que las células propias están en período de descanso, las células del cáncer no tienen esa relación, ya que han cometido un error del intelecto y han tomado su propio camino, no se comportan siguiendo el ritmo cósmico, por lo que se multiplican constantemente, se han vuelto locas. Por eso, se ataca a estas células con la droga, cuando el resto del cuerpo está en un profundo descanso (porque el cuerpo se comporta según el ritmo cósmico).

Segundo ritmo.

Del mismo modo, cuando la tierra gira alrededor del Sol se producen los ciclos de las estaciones. El que uno se enamore en primavera o se deprima en invierno se debe a que la biología cambia con las estaciones. Estos ritmos estacionales se vuelven entonces muy importantes y tenemos toda clase de técnicas para volver a sincronizar nuestros ritmos con las estaciones, mediante dietas, el comportamiento, etc.

Tercer ritmo y cuarto ritmo.

Asimismo, mientras interactúan entre sí el Sol y la Luna, y la Tierra y la Luna, estos movimientos crean los meses lunares. Estos meses lunares también tienen ritmos correspondientes a nuestro cuerpo. El efecto gravitacional del Sol y de la Luna causan las mareas, y éstas tienen también sus ritmos. Tenemos mareas en nuestro cuerpo, porque el océano dentro de nosotros es idéntico al océano de afuera. De hecho, todos salimos de la misma sopa primordial; por lo tanto, aquí también hay una marea baja y otra alta.

El Universo sólo te manda dos mensajes: uno es el sentimiento de comodidad y el otro es el sentimiento de incomodidad.

Cuando sientes incomodidad, ya sea emocional, psicológica o física, eso es una advertencia de que los ritmos biológicos no están sintonizados con el ritmo cósmico. Por lo tanto, si uno se deja guiar por su propia sensación de comodidad e incomodidad, descubrirá estos ritmos biológicos. Lo cual, en definitiva, significa simplemente comer cuando tenemos hambre, dormir cuando tenemos sueño, etc. Así se hace.

El sentido del gusto

Los alimentos proporcionan al cuerpo una sinergia muy variada entre los miles de elementos conocidos y desconocidos, entre ellos los antioxidantes, unos nutrientes indispensables para mantener el cuerpo saludable contra los efectos nocivos de los actuales altos niveles de contaminación y el estrés, a pesar del agotamiento generalizado de los nutrientes encontrados en la dieta americana estándar. Y es que cuando nos aseguran que un alimento contiene determinada cantidad de nutrientes, no sabemos de qué alimento nos hablan, su situación geográfica y época histórica.

Así que con toda probabilidad esas cifras en cuanto a composición no nos valgan para los alimentos que se cosechan ahora en nuestro país. Podemos seguir pensando que las naranjas contienen 20 mg de vitamina C y creérnoslo, pero seguramente sería una naranja cultivada en un huerto de Canadá, no de la huerta valenciana.

Y esto mismo vale para cuando nos dicen que necesitamos un 55-60% de carbohidratos, un 15% de proteínas y un 30% de lípidos. Están utilizando criterios que se establecieron en los años 50.

Las cosas para la humanidad han cambiado, lo mismo que el clima, la higiene y la calidad de los alimentos. La simple evolución del ser humano hace que nuestros descendientes no tengan las mismas necesidades nutritivas, no solamente por pura evolución, sino porque las ciudades han cambiado, hay menos guerras, el clima ya no es tan frío, y los alimentos disponibles son diferentes. Por eso, la necesidad de un 30% de grasas en la alimentación es desproporcionada. Las células adiposas del ser humano cada vez son menos cuantiosas, pues la naturaleza las puso para soportar épocas de hambruna y climas fríos, justo las circunstancias que se dieron hasta los años 50 del siglo XX.

Hasta entonces, los seres humanos debían acumular en su organismo cantidades importantes de grasas que le proporcionarían una valiosa reserva calórica para épocas hostiles, pero ahora estas circunstancias han cambiado. Sin embargo, la alimentación occidental sigue siendo predominantemente rica en grasas y proteínas, y ante la imposibilidad de darles una utilidad a tal cantidad diaria de nutrientes las almacena en un tejido adiposo que, además, se ve desbordado y obligado a ceder parte de esas grasas que nunca se utilizarán a otros órganos y tejidos, básicamente los vasos sanguíneos.

Así que, con el paso de los años nuestro sistema circulatorio nos inunda de sustancias grasas que no necesitamos y el daño generalizado será inevitable.

Pero si usted lee algún libro de medicina convencional o pregunta a un médico, le seguirá hablando de esa incorrecta proporción de grasas, proteínas y carbohidratos. Tal exageración en el aporte calórico ocasiona que, al igual que una caldera alimentada con carbón, el intenso fuego creado por el metabolismo consuma poco a poco al organismo, desgastándole prematuramente.

Paralelamente a esta equivocada manera de alimentarse, una nueva industria dedicada a la comercialización de nutrientes ha inundado el mercado, y ahora vemos mezclados conceptos de medicina oriental, ayurveda, homeopatía y naturopatía, con los últimos avances de la física cuántica y la bioquímica nutricional. Esto en principio debe ser bueno, al menos si pensamos que por lo menos hay ya miles de personas en todo el mundo que están investigando sobre nutrición y que no confían plenamente en los alimentos. Nosotros tampoco, salvo que dispongamos de un huerto ecológico.

La idea global no es ahora cubrir carencias nutricionales, sino aprovechar los efectos farmacológicos que poseen los nutrientes. Estos efectos se centran en potenciar la propia capacidad autocurativa del cuerpo, mucho más eficaz que la que proporciona un fármaco químico. Bien, esta es la base de la medicina ortomolecular; así que posiblemente nos baste con seguir sus dictados.

Un tema importante es que casi el 80% de nuestro cuerpo es agua. En realidad, el 80% de nuestro planeta es agua. Insistimos en llamarlo planeta Tierra, cuando en realidad es planeta océano. Por lo tanto, el 60% de nuestra comida debe ser rica en agua, como lo son las verduras frescas y la fruta, comida viva. Y el 40% restante, puede ser todo lo demás de lo que hemos hablado: granos, legumbres, etc.

La experiencia sensorial del gusto no es menos gratificante, aunque antes de explicarla es mejor que mencionemos algunas técnicas de concienciación sobre el acto de comer. Si se practican, la mitad de los problemas de control de peso, indigestión, úlceras, etc., desaparecerán. Para entender el proceso de la nutrición hay varias cosas que podemos hacer:

1) Comer siempre sentados, nunca en pie, o caminando, o conduciendo. Los romanos comían tumbados y creo que era una mejor opción que sentados; así el aparato digestivo quedaba totalmente liberado. Recuerden aflojar sus cinturones. No importa cuánto vayan a comer, ya sea un helado, una ensalada, o lo que sea, siempre siéntense a comer.

2) Mientras comen, no hagan otra cosa, lo que incluye no ver televisión, o leer el diario, o escuchar la radio. ¿Y en cuánto a la conversación? Comer y hablar puede resultar placentero… si no nos atragantamos. El problema es que en occidente todo el mundo se cree con la obligación social de comer y hablar, así que resulta difícil pedirle que no converse con los demás comensales.

Dicen que cuando Brahma decidió manifestarse, primero tuvo un pensamiento y luego comió. Jesús primero daba de comer a sus amigos y su despedida antes de morir la hizo con una cena. A los que van a ajusticiar en el pasillo de la muerte les dan una cena, y la mejor manera de festejar algo es siempre comiendo. Indudablemente, el comer es una acción muy importante y debería ser una acción creativa y de disfrute. Por eso nunca obligue a comer a un niño que no quiere. Su salud se resentirá. En cuanto a la conversación, puede conversar, pero sólo cuando la comida está en el estómago y no en la boca. Por lo tanto no hablen mientras tienen la comida en la boca (¿no decimos a los niños que no hablen con la boca llena?), escuchen mientras la comida está en la boca y hablen cuando la comida esté en el estómago. Esto crea una buena conversación, pues todos llegan a poder hablar un poco.

A los niños les enseñamos a dejar el tenedor entre un mordisco y otro. Una vez que bajan el tenedor entonces, pueden hablar todo lo que quieran; y cuando levantan el tenedor escuchan. Es fascinante con los niños, si uno hace esto durante unas semanas. Cuando uno les hace una pregunta, si tienen comida en la boca, les resulta imposible hablar, mueven la cabeza, sonríen, pero no dicen nada hasta tragar la comida. Pero la gente hace esto todo el tiempo y es lo que da lugar a gases, indigestión y a la larga produce todo tipo de problemas.

3) Finalmente, tomen consciencia de su nivel de apetito. Nuestro estómago no debería admitir más del equivalente a dos manos llenas, lo que llenaría el estómago en dos tercios de su volumen, dejando un tercio para la digestión. Tampoco debemos poner nueva comida si presentimos que la anterior no se ha vaciado. Esto, generalmente, lleva unas cuatro horas y algo más si ha tomado grasas. Así que olvídese de las cinco comidas diarias que le suelen recomendar. Por supuesto, se puede picar algo y comer, preferentemente con un estómago vacío. El nivel de apetito lo debería marcar el estómago vacío, lo demás es pura gula.

Si comen sólo dos manos llenas de comida y siguen las técnicas de concienciación de la alimentación se sentirán satisfechos. Pero lo que sucede, generalmente, es que hay memoria y la memoria dice que quiere más comida. Y si la memoria dice "quiero más comida", el estómago dice "no, yo estoy bien", entonces no interfieran. Simplemente, esperen unos 5 minutos. Antes de servirse una segunda porción, esperen unos 5 minutos. En la mayoría de los casos, en el 80% de los casos, después de 5 minutos, la mente y el estómago se habrán puesto de acuerdo y perderán el deseo. Si no pierden el deseo, entonces probablemente haya un desorden alimenticio subyacente.

Estos son los 6 gustos:

Dulce:

Entran en esta categoría, aquellos que tienen un sabor o un gusto dulce, estos son, azúcar, miel, leche, arroz, pan, frutas, remolacha, tomate, cereales no refinados, el pan, la pasta, el arroz, las semillas y nueces.

Agrio:

Yogur, limón y queso. Las frutas medio maduras también son agrias.

Salado:

Incluidos frutos secos.

Picante:

Lo aportan la pimienta, jengibre, comino, páprika, cebolla, coles de Bruselas, rábano picante, mostaza, chile...

Amargo:

Es el sabor de las endivias, alcachofas, verduras de hoja verde, espárrago, brécol, repollo, coliflor, etc. Su sabor amargo es muy bueno para los diabéticos. En realidad, aumenta la secreción de insulina y se usa para el tratamiento de la diabetes.

Astringente:

Este es el sabor particular de las lentejas, garbanzos, alubias, habas, guisantes, apio, pepino, berenjena, lechuga y champiñón. Las frutas como la manzana, los aguacates, las frutas del bosque, uvas y peras también son astringentes.

¿Cuáles son los tres sabores dominantes en la sociedad de hoy?: dulce, agrio y salado. Hay patatas fritas con ketchup que tiene los tres sabores: dulce, agrio y salado. A decir verdad, todas las comidas rápidas son dulces, agrias o saladas, con exclusión total de los otros sabores. Por lo cual, si uno expone sus papilas gustativas solamente a estos tres sabores, desarrolla necesidades nutritivas que desembocan en antojos. Para nuestra memoria, sólo existe dulce, agrio y salado, y entonces ¿qué hace uno? Termina comiendo más dulce, agrio y salado y eso refuerza esta experiencia. El deseo es porque el cuerpo pide algo que realmente está necesitando.

¿Cómo cubren los animales sus necesidades nutritivas? Ningún animal tiene la menor idea de lo que dicen las autoridades médicas y siguen comiendo como su instinto les aconseja. Lo curioso es que ellos no sufren deficiencias nutritivas cuando les dejamos que elijan su comida. Solamente en los animales domésticos se encuentran deficiencias y por supuesto en los seres humanos. Porque hacemos de la alimentación un hecho intelectual y damos normas cambiantes cada año.

Quizá es que todo está en función de lo que las empresas alimentarias necesitan vender.

Hay que dejarse llevar por el sabor si queremos disfrutar. Algunas personas tienen antojos de ciertas comidas, aparentemente como una respuesta orgánica a una necesidad insatisfecha. No siempre es así y quizá sea más una cuestión de apetito, que de necesidad. Es importante para regular nuestro instinto nutricional que esperemos 5 minutos antes de comer el segundo plato, y que nuestra comida diaria contenga los 6 sabores mencionados, dulce, salado, agrio, amargo, picante y astringente. Varios estudios demuestran que las especies, especialmente, el pimentón, el jengibre y el comino, la pimienta negra y la cúrcuma, aumentan los índices metabólicos.

Si pregunta a su médico le dirá que suprima todas las especies, pues sus conocimientos sobre ellas son ridículos. El jengibre y la cúrcuma, por ejemplo, son de extraordinario valor para la salud.

La gente con sobrepeso tiene un margen diferente en cuanto a cantidad de alimentos se refiere, y todos les hemos escuchado decir varias veces que con sólo ver la comida ya aumentan de peso. Ellos tienen en su cuerpo otro nivel para los sabores, pero si en lugar de ponerles una dieta estricta en cuanto a calorías, se les pidiera que incrementara los sabores picante, amargo y astringente, su índice metabólico podría incrementarse hasta un 25%.

Esto no se logra, ni con la hormona tiroidea, pero sí agregándole un poco de especies a la comida. Por eso, muchas veces cuando come alimentos picantes, la gente estornuda y se acalora y transpira.

Sin embargo, si acuden a un especialista que trata a las personas obesas le recomendará comida sin especias, sin ninguna. La razón está en su ignorancia; por eso hay tanta gente obesa.

La persona de tipo *khapa* -individuos de cuerpo bien desarrollado, pero que tienden al exceso de peso-, deben usar especies de los últimos tres gustos (astringente, amargo y picante). Si su alimentación le produce mucosidad hay que disminuir estos tres gustos y aumentar los astringentes, amargos y picantes.

Si son del tipo *vata* -delgados y muscularmente poco desarrollados, de pecho cóncavo y mamas planas en las mujeres-, de los que dicen que pueden comer todo lo que quieran y no aumentan de peso, entonces no tienen porque usar más de lo dulce, agrio y salado, y así sucesivamente.

Luego está el tema de la longevidad, y se ha demostrado que al disminuir la ingestión de alimentos, progresivamente hasta un 75%, por un tiempo determinado, el promedio de vida se alarga, así como su capacidad para procrear. Las personas que no consigue tener hijos, a pesar de que todo parece en orden, deberían primero comer menos, aunque esto pueda hacernos pensar en desnutrición. En un estudio con ratas menopáusicas, simplemente disminuyendo su ración de comida volvían a ser fértiles.

Así es que está claro que comemos demasiado y decimos también que hay demasiada hambre en el mundo. En realidad, esas personas tan desnutridas suelen morir por aguas contaminadas, frío o guerras, mucho más que por desnutrición.

Lo primero que hacemos con un pobre es darle de comer, pero ahora ya apenas encontramos pobres muy delgados. Los servicios sociales se preocupan de su comida y muchos están muy gordos. Su salud se resiente porque su mayor problema no está en la alimentación, sino en su forma de vida. Miren un barrio marginal de cualquier país europeo y verán una gran cantidad de niños obesos, lo mismo que de adultos. Posiblemente estén sucios, pero no delgados. Cuando los servicios sociales y las ONGs llegan, lo hacen cargados de comida. Cuando un pobre de barrio le pide dinero y usted le da una barra de pan, seguramente le ofenderá.

A pesar de que en el mundo occidental recomendamos ayunar una vez por semana, o sea que durante un día solamente hay que tomar jugo de fruta o jugo de verdura, nada más, poca gente nos hace caso. Siguen pagando grandes sumas de dinero por conseguir que su "especialista en nutrición" les ponga una dieta y le recete pastillas para acelerar su metabolismo y diuresis.

No hace falta tirar la comida de su plato a la basura para comer mejor, pero si lo hace, no tenga cargos de conciencia. Los niños de China o de Laos no van a ser ayudados, aunque usted se coma todo el exceso. Eso es algo que se nos ha hecho creer.

Nuestro cuerpo envía mensajes todo el tiempo y siempre le estamos preguntando cuánto quiere comer. Y después de cierto tiempo, nos dice que ya es suficiente.

Pero, generalmente, no escuchamos porque no le damos tiempo.

Hagan el siguiente experimento: Cuando vayan a un restaurante y miren el menú, no decidan con la mente lo que quieren, miren el menú y pregúntenle al estómago ¿te gustaría aquello o esto? Pongan su mano sobre el estómago y pregúntenle qué le gustaría. Verán que el estómago les dará muy buena información. Si él quiere algo, da un tirón, y si no lo quiere se retrae. Se puede emplear esta técnica para muchas cosas, hasta para disminuir el consumo de cigarrillos, café, etc.

Lo que sucede es que si pregunta a la gente a quienes le gusta tomar café, le asegurarán que le encanta por su olor y sabor y hasta que lo necesitan para comenzar a trabajar. Pero si queremos invitarle en ese mismo momento a una segunda taza, la mayoría la rechazará. Indudablemente el cuerpo ya ha dejado su mensaje.

Tacto

Encontramos que nuestra piel es el órgano más importante para la secreción de hormonas, al igual que para la secreción de las células inmunológicas. Son las glándulas exocrinas.

Todas las hormonas se procesan en la hipófisis (más concretamente en el hipotálamo), pero también en grandes cantidades en la piel. Allí también está la mayor fuente de células inmunológicas. Las células T y las células B, que se fabrican en el timo y en la médula ósea, y se procesan finalmente en su forma activa en la piel.

Esta es la razón por la cual el toque, el masaje y la experiencia de contacto tienen realmente un efecto curativo. Aunque necesitamos una dosis diaria de masaje, no necesariamente deberemos acudir a un masajista para ello, pues el contacto humano puede ser suficiente y en su defecto las propias caricias mientras nos lavamos o vestimos. Que nos acaricie o nos de un masaje una persona a la cual tenemos que pagar por ello es poco gratificante, pero mucha gente sigue diciendo que su masajista es maravilloso. Déjenle de pagar y luego haga su valoración sobre ese concepto de "maravilloso".

En el cuerpo hay puntos reflejos, la mayoría de ellos en las plantas de los pies. Cuando se masajea vigorosamente la planta del pie, e incluso cuado tocamos los puntos reflejos sensibles, la gente tiende a dormirse, especialmente si el masaje se hace con aceite de sésamo (ajonjolí) tibio. En los niños, esto es sorprendente, ya que mientras se les da el masaje, se duermen.

Los masajes personales con aceite de sésamo tibio se deben hacer antes de la ducha, durante cinco minutos, comenzando por la cabeza, siguiendo por todo el cuerpo, a lo largo de los huesos largos y sobre las articulaciones, unos movimientos circulares. Se cubre todo el cuerpo, rápidamente con aceite de sésamo tibio y después uno se ducha.

Si tienen algún problema como caspa o pie de atleta, un poco de aceite de sésamo tibio todos los días antes de la ducha le curarán para siempre su dolencia.
Si uno se enjuaga la boca con un poco de aceite de sésamo, después de cepillarse los dientes, y luego lo escupe, esto es muy bueno para las encías. La gente que hace esto regularmente, no tiene caries. El aceite de sésamo estimula el sistema inmunológico y es parte del programa curativo del Ayurveda.

Olfato

Por último, el olfato. Es un poderoso inmunomoderador porque está ligado a las emociones y la industria del perfume sabe mucho de esto. Sabemos que en el interior de nuestro cerebro se almacenan recuerdos de nuestra infancia y aunque no siempre logramos que afloren al presente de modo voluntario, están ahí esperando que algo, quizá un olor, nos haga revivir de inmediato un hecho o lugar que ni siquiera nuestros padres recordaban.

Todas nuestras vivencias permanecen indelebles en nuestra memoria y lo verdaderamente curioso es que son precisamente los olores los que pueden hacerlas aflorar de nuevo de manera inmediata. Es más, esos recuerdos que nunca conseguiremos sacar de nuestra mente, ni siquiera con la hipnosis, nos pueden condicionar toda nuestra vida de adultos sin que seamos capaces de evitarlo, aunque un simple olor casual puede hacernos comprender en pocos segundos lo que a un psicólogo le llevaría semanas de trabajo. Los olores están fuertemente codificados en nuestra memoria celular.

Aunque la influencia de los olores es algo ya perfectamente admitido, aún hay quienes consideran que la acción de los olores en el comportamiento humano es tan mínima que no merece ni siquiera tenerla en consideración, ni siquiera para aprovecharla en nuestro provecho.

Fíjense sino en los hospitales y notarán que los olores que así se perciben son tenebrosos, inquietantes y hasta fríos, pero nunca agradables. La creencia médica de que cualquier olor que no sea el del ozono, el cloro u otro desinfectante, hay que eliminarlo y por supuesto prohibirlo, ha motivado el que nadie se atreva ni siquiera a sugerir ambientar adecuadamente los recintos hospitalarios. Por supuesto aún estamos lejos de conseguir que cada enfermo, cada enfermedad, tenga su aroma particular que le influya beneficiosamente en su mal, de la misma manera que pueden influir los colores de las paredes o la música. Pero si ni siquiera las plantas medicinales han encontrado un sitio de privilegio en los hospitales, tan experimentadas y eficaces, mucho menos lo encontrarán esos otros remedios más sutiles.

Los olores son influencias muy fuertes en los procesos fisiológicos y la mayoría están por debajo de nuestro estado de consciencia, pero ni siquiera nos damos cuenta de ellos. Sin embargo, nuestra interacción, nuestra reacción de unos con otros, nuestra habilidad para relacionarnos, nuestras respuestas de comportamiento están influidos por el olor en niveles sutiles por debajo de nuestro nivel de consciencia.

Podemos utilizar los olores para curar y ahí está la aromaterapia. Si se trata de una persona de metabolismo lento, necesitará estimularse un poco con romero o eucalipto. Si es de temperamento agresivo o impaciente, entonces la madera de sándalo será buena. Si es hiperactivo, hipermetabólico, el olor de albahaca es el más apropiado para disminuir el metabolismo.

Actitud positiva en la curación

Indudablemente las "actitudes positivas" significan buena salud, pero, sin embargo, hay personas con actitudes positivas que no mejoran. No deberíamos pensar entonces que con una buena actitud todo se consigue, pero es lo más importante.

Quizá lo más importante sea la experiencia del silencio, el espacio entre pensamientos. Si la habilidad de pensar es poderosa, la habilidad de no pensar es aún más poderosa.
Cuando se deja de experimentar el ruido y se logra tener silencio interior, esa es la clave para la curación. La curación sucede en el espacio entre pensamientos, cuando nuestra mente está tan relajada y ausente de pensamientos que se puede concentrar exclusivamente en los procesos de reparación. Y esto se debe a que nuestra vida, nuestro diálogo interno, está lleno de definiciones, rótulos, descripciones, evaluaciones, análisis, juicios. ¿Cómo puede entonces el cerebro concentrarse exclusivamente en la curación? Intenten dejar la mente vacía y sabrán lo que es el silencio.
Por supuesto, concentrar nuestros pensamientos en la zona dañada de nuestro cuerpo, exigiendo mayor eficacia en la resolución de la enfermedad también será útil, pero necesitaremos primero saber exactamente la causa del mal, y eso a veces ni los médicos lo saben. Pero es un buen ejercicio tratar de no ser evaluativo durante ciertos momentos de la vida y experimentar el silencio. Es en el silencio donde está la curación.

El silencio positivo

El silencio se puede practicar con lapsos de tiempo cada vez más prolongados. Una hora inicial sería lo mínimo. Si está en su domicilio quizá no tenga problemas para estar 24 horas sin hablar, pero en un hospital le estarán preguntando diariamente cómo se encuentra. Quizá poniendo un cartel en su pecho que diga algo así como "Estoy en silencio" o "No hablo", podrían permitirle ese mutismo.

Lo más probable es que durante las primeras 24 horas, se encuentre nervioso, pero a los tres o cuatro días, si está practicando dos veces al día una meditación relativa a la enfermedad, la experiencia es exquisita.

Cuando uno está en silencio interior y está moviéndose, todo se vuelve vibrante y lleno de vida, entonces la curación es mucho más poderosa. Aquí un pensamiento es mucho más poderoso porque surge de la profundidad del océano de la consciencia. No se preocupe cuando le vean en silencio y le aseguren que la gente seguirá enferma y se morirá a pesar de ello. Les puede contestar que no se morirán a causa del silencio y la meditación, algo de lo que no pueden presumir los comedores de fármacos.

Somos el producto de todas nuestras experiencias sensoriales, de toda la historia evolutiva del género humano, y también de la consciencia colectiva de la sociedad en este momento. Hay tantos factores...

Eso no significa que las técnicas quirúrgicas o la química no sean efectivas. La gente también muere diariamente en la Facultad de Medicina de Harvard, lo cual no quiere decir que todo lo que hacen es inútil; hacen algunas cosas muy útiles.

El sueño

Aunque un tercio de nuestra vida la dedicamos al sueño, poca atención le damos, salvo cambiar las sábanas y elegir un colchón cada diez o más años. Nadie planifica sus horas de sueño y esta dedicación es ínfima si lo comparamos con la planificación que hacemos de nuestro trabajo diario. Y respecto a las horas de ocio, la comparación es aún peor.

Las vacaciones se programan minuciosamente varios meses antes, y el ocio de fin de semana nadie quiere dejarlo al azar.

Pero del sueño solamente nos acordamos cuando bostezamos y el cuerpo nos pide dormir. Así que a la cama y listo.

Risa y sentido del humor

La risa está ocupando un papel muy importante en la vida de los humanos, siendo una facultad que ninguna otra especie tiene. Sin embargo, ninguno de los grandes místicos de la humanidad (Cristo, Buda…) parece ser que tuvieran el menor sentido del humor. No hay legado suyo que nos haga reír, aunque mucho nos hace pensar. Ahora sabemos que es un recurso terapéutico importante, aunque muchos médicos no quieren bromas durante sus visitas hospitalarias. Todo debe ser tan sombrío como la enfermedad misma. Afortunadamente hay terapeutas mejor informados que aconsejan ver películas cómicas intrascendentes o tienen tanto sentido del humor que el enfermo se revitaliza en su consulta. Mi experiencia es que el sentido del humor ayuda a curar y no solamente las enfermedades del alma.

El sentido del humor se diferencia de la risa en que trata de responder con una actitud positiva ante los retos o situaciones difíciles que nos encontramos en el día a día. Eso nos permite enfrentarnos a una situación difícil sin dejarnos secuestrar por las emociones negativas. Nos ayuda a crear ambientes más relajados y favorables para la toma de decisiones y la solución de conflictos; y nos protege, en cierta medida, contra el estrés.

El sentido del humor nos permite ver los problemas desde otra perspectiva, con mayor flexibilidad y autodistanciamiento. Un tercio de la vida debería emplearse divirtiéndose y esa diversión significa conectarse con la naturaleza.

Creatividad

Es evidente ahora que la creatividad, influye sobre nuestros procesos biológicos. La gente creativa vive más tiempo, a menos que su creatividad se desequilibre por la droga o cosas por el estilo. La gente creativa comparte ciertas características: son personas que pueden disfrutar del silencio y experimentar la soledad, aunque la soledad no es lo mismo que sentirse solo. Al sentirse solo se sufre, mientras que a la soledad se la disfruta, lo que significa una gran diferencia.

La persona creativa es rica en ideas innovadoras, y en donde los demás ven obstáculos insalvables ellos ven soluciones. Donde los demás abandonan, ellos siguen luchando. No hay futuro en sus mentes que no sea esperanzador, pues todo parece tener solución en sus mentes.

En la resolución de las enfermedades, y especialmente si es médico, no se aferran a los protocolos y abandonan rápidamente una terapia que no funciona desde los primeros días. Abiertos a las nuevas investigaciones, proponen alternativas que casi nadie parece tener en cuenta.

La gente creativa confía en sus sensaciones, no se guía tanto por su intelecto, como por sus sentimientos. Puede disfrutar y funcionar en medio del caos, porque tienen silencio interior. Son como niños, no son infantiles, sino como niños.

Ser como niño significa disfrutar de la fantasía y del juego. Son autoreferentes, es decir, siguen pautas internas y no externas. Ellos marcan la senda a los demás, nunca son ovejas que siguen a un pastor.

La gente creativa no está apegada rígidamente a ningún punto de vista. Por eso tiene más flexibilidad, más dinamismo. Se dice que si uno tiene una única respuesta para cada situación, uno es un robot; si uno tiene dos respuestas para cada situación, entonces tiene un dilema; y si uno tiene tres respuestas, entonces tiene el comienzo de la flexibilidad. Ahora, si uno tuviera un espectro infinito de respuestas, entonces uno estaría completamente libre. Y eso sólo puede suceder, cuando uno no tiene los límites, compromisos, y puntos de referencia que hemos estructurado en nuestra propia consciencia como la verdad última.

El mundo de los objetos

Nuestro estado de felicidad depende siempre de la situación y de las circunstancias, en relación con los objetos y las personas, a fin de entender quiénes somos y evaluar nuestro status social.

Estos objetos pueden ser cosas, situaciones, circunstancias, gente; pero son objetos. Mientras nos identifiquemos con ellos, nunca tendremos estabilidad porque los objetos cambian continuamente. Una persona es un objeto referente y busca su identidad en otros similares, se compara y evalúa, tratando de auto-conocerse a través de lo ojos de los demás. Ellos nos dicen lo que somos y modificamos nuestros comportamientos a causa de sus opiniones y del trato que nos dan. Mayor condicionamiento imposible.

¿Cómo es posible que admitamos que otra persona nos asegure que no somos felices o que tenemos motivos para serlo? Esos consejos son mucho más serios cuando nos indican si debemos amar o no a tal persona. "Yo en tu lugar…" es el comienzo de un mal consejo, pues nadie se puede poner en nuestro lugar.

Lo peor es cuando la felicidad está canalizada hacia objetos (casa, coche, ordenador, televisión, juguetes o joyas), y cuando perdemos los objetos que amamos o cuando estos objetos no nos proporcionan la felicidad que necesitamos, y que hemos comprado después de algunos sacrificios, nos desequilibramos emocionalmente y nuestro cuerpo sufre.

La gente suele decir, especialmente las mujeres: "me utilizas como si fuera un objeto y quiero que me aprecies como persona" Pero luego vemos que dedican mucho más tiempo a cuidar su apariencia de objeto que a mejorar su alma. Ahora, ser "sexy" es un aspecto a conseguir. La inteligencia, la bondad, la sabiduría o el equilibrio emocional han pasado a segundo plano en las relaciones sociales. Observen a las personas hermosas y verán siempre en ellas un patrón de soberbia por ser consideradas como objetos bellos.

Se comparan con otros objetos (personas) y se consideran privilegiados, y quien quiera disponer de ese privilegio deberá pagar con dinero, otro objeto.

Cuando una mujer hermosa decide hacer su se de pareja, busca casi siempre al mejor postor, a los triunfadores económicos. Pero ellos tampoco están libres de ese pensamiento, pues cuando tienen dinero o poder están convencidos de que con ello comprarán a la mujer más hermosa. Ambos quieren ambos hacer un trueque: objeto metálico (dinero), a cambio de objeto de deseo.

Eso no les trae la felicidad a ninguno de ellos, pero cuando fracasen volverán a intentarlo, esta vez buscando con mayor detenimiento el objeto que deberán comprar.

La única prueba que debe pasar es la suya propia, y esta prueba no puede depender exclusivamente de su agraciado aspecto externo. Si lo hace, estará condenado al fracaso, pues siempre habrá alguien más bello y el tiempo juega en su contra. Sin embargo, la perfección de los sentimientos, las sensaciones, la filosofía y creencias de su vida no tienen límite. La edad interviene en su favor y si llega a ser centenario imagínese la felicidad que podrá alcanzar. Ahora le parece que lo más importante es la felicidad actual, pero el presente es tan efímero que le convendría pensar más en su futuro.

Hay gente que se autodenomina como feliz, pero en realidad deberían decir gozosos, pues nada que dependa de los objetos es felicidad. Sus pensamientos son alegres y les vemos sonreír con frecuencia, salvo cuando pierden alguno de sus objetos. En ese momento vemos cuán dependientes eran de ellos.

La felicidad es independiente de todo lo que nos rodea, y seguramente consiste en desprenderse totalmente de todo. Pero estamos tan acostumbrados a los objetos que el solo pensamiento de abandonar todo nos causa angustia, así que preferimos estar satisfechos a ser felices. Cuando las cosas no van como uno quiere, creemos que al final todo irá bien, así que nos tranquilizamos. "Mamá no está conmigo, pero está en casa". Eso es suficiente para que el niño se duerma.

Intente de vez en cuando el silencio absoluto, incluso en sus pensamientos.

Sabrá entonces en qué consiste el estado de plenitud, tan cercano a la felicidad que le parecerá increíble que se pueda lograr con tanta facilidad. Y, además, entenderá inmediatamente qué quiere decir ser inmortal.

Hay un momento en nuestras vidas en que necesitamos la transformación, pues, aunque todo lo anteriormente vivido sea placentero, necesitamos algo más. La crisis existencial, de la existencia, es un sendero de vida que casi todo el mundo vive, pero que intenta solucionar acudiendo al psicólogo, precisamente una persona que solamente entiende de la mente, no del alma. Usted tirará su dinero y perderá su tiempo si acude en busca de respuestas y soluciones. ¿No le hemos dicho ya que la sabiduría no se entrega, mucho menos a cambio de dinero?

Frecuentemente oímos hablar del "miedo a lo desconocido". Lo que deberíamos temer es lo conocido. Porque ¿qué es lo conocido? Es la limitación rígida del condicionamiento pasado. Lo conocido es sólo repetición de lo pasado. ¿Y qué es el pasado? Compromisos, límites.

Aquí, allá, por todos lados. Introducirse en lo desconocido es literalmente introducirse en cada momento de nuestra existencia.

Las relaciones sociales

Las relaciones sociales también influyen mucho en la estructuración de nuestra biología individual y en la salud. Sabemos que la gente que tiene relaciones armoniosas tiene expresiones biológicas diferentes. He aquí unas recomendaciones:

Primera
Si desea mejorar una relación, debe estar consciente de un hecho simple y es que no podrá mejorar la relación pidiéndole a la otra persona que cambie, por lo tanto nunca trate de cambiar a la otra persona. Esto no funciona y nunca funcionó en toda la historia de la humanidad. Si quiere cambiar la relación, cambie usted o deje la relación. Cambie y entonces podrá, efectivamente, nutrir la relación.

Segunda
También deberíamos abandonar la necesidad de defender nuestro punto de vista. Esto no significa que uno no tenga su punto de vista, sino que hay que evitar defenderlo a toda costa. "Intenta entenderme" es una frase desafortunada que repetimos con demasiada frecuencia. Cuando abandonamos la necesidad de defender nuestro punto de vista, nos volvemos invulnerables porque nada tenemos que defender. La verdad única son todos los puntos de vista, la pluralidad viva de todos los valores opuestos.

Tercera
Para nutrir la relación, deberíamos averiguar el tipo corporal psico-fisiológico de cada uno, determinado por los cinco elementos básicos: espacio-éter, aire, fuego, agua, tierra; la esencia de los dos primeros es: el oído y el tacto. El oído es la esencia del espacio-éter y el tacto es la esencia del aire. La vista es la esencia del fuego y de la forma; el sabor es la esencia del agua; y el olfato es la esencia de la tierra.

A través de estos cinco sentidos sutiles, proyectamos nuestra experiencia del mundo material. Hay varias técnicas para averiguar cuál es el tipo corporal y anímico de cada persona, como el Ayurveda (Pitta, Vata, Kappa), el eneagrama y sus 9 clasificaciones, e incluso el zodíaco y su clasificación por el mes de nacimiento, sin olvidar al horóscopo chino que nos relaciona con el año de nacimiento.

LECCIÓN 8

EL ENFERMO Y SU TIPOLOGÍA

Empezando por el **Eneagrama**, un resumen de los nueve tipos sería:

1.   Son personas que reprimen su ira, pues no la consideran una cualidad perfecta. Buscan la perfección y hablan en términos de bien / mal. En su estado más sano, son tolerantes y muy éticos.

2.   Son personas que fingen humildad para tapar un profundo orgullo. Es el tipo de personalidad que requiere sentirse necesitada. Dan fingiendo no esperar, pero precisan agradecimiento. En su estado más sano, son realmente altruistas.

3.   Son máscara pura. Se desarrollan en función de brillar para el resto de personas. Una profunda vanidad. Están muy identificados con su trabajo, y suelen conseguir lo que se proponen, brillando en ello. En su estado más sano, son sinceros y muy productivos.

4.   Su compulsión más profunda es la envidia. Están muy pendientes de los demás, y creen que nunca tendrán aquello de lo que carecen. Enganchados al pasado. En su estado más sano, son muy empáticos y creativos.

5.   Científicos de gran profundidad, son muy ascetas. Los observadores por antonomasia. se caracterizan por la avaricia, porque no saldrán de su escondite hasta estar bien seguros de que tendrán suficiente energía. Muy autosuficientes. En su estado más sano, son desapegados y generosos.

6.   Su fijación es el miedo. Suelen imaginar siempre los peores escenarios. Buscan la autoridad y al tiempo huyen de ella. Fingidores de autoconfianza, que oculta un profundo miedo por lo que les pudiera pasar. En su estado más sano, son valientes y muy buenos compañeros.

7.   Huyen del presente, planificando futuros, y lo hacen constantemente. Buscan experimentar. Como no se quieren perder nada, no profundizan tampoco en nada. Máscara de alegría, evitan el dolor en todas sus formas. En su estado más sano, son muy animadores, capaces de disfrutar el presente como nadie.

8.   Imparten justicia (a su modo). Su fijación es la lujuria o el exceso; tienen mucha autoconfianza, van por la vida necesitando ser fuertes y prevalecer sobre las circunstancias. Fuerte personalidad, y defensores de "los suyos" (el líder, el padrino). En su estado más sano, son protectores, ayudando al otro de forma magnánima.

9.   El pacificador. Les frena la pereza. Se funden con el entorno y les cuesta mucho expresar sus necesidades. Entienden todas las opciones y es muy difícil discutir con ellos, pues evitan como pueden el conflicto. En su estado más sano, son muy buenos mediadores, calmando los extremismos.

DOSHAS

En el mundo de los ordenadores puede ser más costoso reparar una máquina defectuosa que fabricar una nueva sin el defecto. La calidad en el origen es más rentable que la corrección de los defectos. En el campo de la medicina esto es también verdad, porque la prevención es menos costosa que el tratamiento, pero si tenemos en cuenta la gran cantidad de hospitales que hay y se construyen, alguien parece estar equivocado. Si escuchamos a la gente cuando comentan lo tranquilos y felices que se encuentran cuando en su barrio han construido un nuevo hospital, nos daremos cuenta que en realidad no les preocupa estar sanos, sino estar enfermos.

Parece un contrasentido estúpido, pero lo que vemos no es un deseo de conservar la salud, sino disponer de un médico cerca para cuando la pierda. Si alguien le dijera que su salud es asunto suyo se enfadaría y nos replicaría que para eso paga a su médico, para que le cuide incluso cuando está sano. Eso no es así y nadie razonablemente sensato lo afirmaría, pero para que el juego de la sanidad parezca correcto nos invitan a que nos hagamos chequeos para prevenir las enfermedades. De este modo miles de profesionales de la medicina viven muy bien a costa de los no-enfermos, haciéndoles creer que mediante análisis y pruebas periódicas no enfermarán. Lo cierto es que como no saben cuidar su salud enfermarán con seguridad, pues la medicina "preventiva" en realidad es medicina "detectiva". Detecta la enfermedad cuando ya hay señales físicas de deterioro.

La salud perfecta no consiste en mejorar un poco nuestro estado de no-enfermedad, sino que para ello necesitamos un cambio de perspectiva completo, donde el aspecto mental sea tan importante como el corporal y no aceptemos que la enfermedad va unida inexorablemente al hecho de vivir. La debilidad de la vejez también debería ser inaceptable, pero miren a su alrededor y verán que nadie piensa así.
El principio básico es que la mente ejerce la influencia más profunda en el cuerpo, y la liberación del estado enfermo depende de nosotros y de nuestra percepción alcanzar la armonía y extenderla al cuerpo entero.

El cuerpo físico es la verja de entrada del "quantum del hombre" al cuerpo mecánico. La estructura básica de la naturaleza está en el nivel quantum, además de los átomos y de las moléculas. El quantum, como la unidad básica de materia o energía, es de 10 a 100 millón de tiempos menor que el átomo más diminuto. Cada quantum es de hecho una manifestación de vibraciones invisibles, en espera de desarrollar un fenómeno físico palpable y medible.

El cuerpo mecánico quantum es la base fundamental de todo lo que somos nosotros: los pensamientos, las emociones, las proteínas, las células, los órganos. En concreto, cualquier parte de nosotros, visible o invisible. Nosotros tenemos un pulso quantum además del físico y un corazón quantum que se mueve por sí mismo. Todos los órganos y sistemas de nuestro cuerpo poseen un quantum equivalente.

La energía disponible en el nivel quantum es infinitamente mayor que la que se encuentra en los niveles más notorios y visibles. La explosión de una bomba atómica que es un evento quantum gigantesco es simplemente un ejemplo. Otro, más constructivo, es el de la luz del láser, el cual utiliza la misma luz emitida por una linterna eléctrica, pero intensificando el circuito de vibraciones quantum, hasta el punto en que adquiere bastante energía para perforar el acero.

Sabemos que quemar un pedazo de madera produce menos energía que la separación de sus átomos a través de una reacción nuclear. La naturaleza crea las piedras, árboles, las estrellas y galaxias, pero con seguridad estamos ahora hablando de una cosa mucho más compleja y preciosa que una estrella: el cuerpo humano. Al menos así lo creemos cuando nos consideramos el único ser inteligente del universo. Por eso somos los únicos responsables de nuestro cuerpo. Si somos únicos, nuestra misión es dar ayuda, no pedirla.

En el nivel quantum, ninguna parte de nuestro cuerpo puede vivir separada del resto del cuerpo, y esto es algo que nos debe hacer meditar.

Si nuestro cuerpo es una unidad, con miles de elementos que no pueden vivir por separado aunque la unidad tampoco pueda vivir sin las partes más vitales (corazón, cerebro), se hace imprescindible corregir las enfermedades teniendo en cuenta ese entorno universal en el cual estamos inmersos. Lógicamente no existen hilos reales entre las moléculas de las arterias, así como tampoco hay conexiones visibles entre las estrellas de una galaxia. Aunque las arterias y las galaxias permanecen unidas por un halo energético no medible hasta hoy, sin esos lazos invisibles no podrían existir.

Podemos destruir lo que construyó nuestros cuerpos y simultáneamente estamos formando nuevos cuerpos. ¿Por qué no podemos entonces construir arterias sanas, una columna perfecta, o un ser completamente saludable?

Para conseguir entrar en contacto con el nivel quantum interno, necesitamos trascender a algo más que aquello que nuestro cuerpo físico nos muestra. Además de ese área de entretenimiento, existe una área silenciosa que parece tan vacía como el campo quantum de una estrella. Sin embargo, y al igual que nos parece silenciosa esa estrella, nuestro silencio interior contiene una promesa rica: es la llave para el cuerpo mecánico quantum. El secreto de la vida en ese nivel es que cualquier cosa en el cuerpo puede alterarse con la llamarada de la intención.

164

No podemos entrar dos veces en un mismo río, porque las nuevas aguas siempre son fluidas y eso también es verdad para nuestros cuerpos. Nuestra apariencia es igual, pero somos como un edificio cuyos ladrillos constantemente se cambian por otros. Ese flujo constante de cambio se controla mediante la unión cuerpo-mente, pero esta última también necesita ser ejercitada, y no precisamente haciendo crucigramas.

Al observar al hombre, las personas sabias de la antigüedad notaron que debía afrontar continuamente situaciones diferentes: alimentos, clima, sociedad, situaciones de tensión, etc. De esa manera, las personas sabias notaron que había tres naturalezas principales: los humores, los doshas, y la predisposición. Es muy fácil notar que no siempre nosotros estamos conscientes de esas diferencias.

La medicina tradicional trata a todos los pacientes y las enfermedades de la misma manera. Por eso establece protocolos en los tratamientos.

Sin embargo, las respuestas individuales nos deberían obligar a emplear medicinas diferentes, siempre y cuando dispongamos de ellas. Esa sería una de las ventajas de las medicinas alternativas: que siempre hay alternativas. Eso está muy claro, y un ejemplo es cuando usted y un amigo van a un restaurante. Ambos piden el mismo plato y la misma bebida, comen la misma cantidad, pero usted tiene una buena digestión y su amigo casi se muere de la indigestión o pide una manzanilla.

Para algunas personas beber un zumo de naranja con el estómago vacío es reconfortante. Sin embargo, para otro puede ser muy dañoso tomar el mismo zumo en la misma situación, y le puede ocasionar acidez. Algunos necesitan un café por la mañana para despertarse, y si otra persona lo bebe puede sentirse demasiado excitada durante el día.

El mismo día de otoño usted ve en el centro de la ciudad a una señora con chaqueta y calzando botas, preparándose para el invierno, mientras que caminando al lado hay una joven que sólo viste pantalones, camisa y sandalias, como si el verano todavía no hubiera acabado.

Observando un poco más, notará cuán diferentemente las personas se visten en el mismo día con la misma temperatura y cómo reaccionan respecto al entorno. Ésa es una prueba clara que todos tenemos naturalezas diferentes, somos diferentes y reaccionamos diferentemente debido a varias situaciones. Y ése es el punto de divergencia principal entre la medicina tradicional y la cuántica. También se tienen en cuenta el desequilibrio entre los elementos de la naturaleza y el cuerpo como el factor inmediato de cualquier enfermedad. La invasión de los microorganismos patógenos es más una consecuencia de nuestra manera de vivir que producto de la casualidad. Combinando los elementos (yo, espacio, aire, fuego, agua y tierra), con la constitución establecida por el Ayurveda, nos encontramos con:

Vata: yo, espacio y aire
Pitta: fuego (fuego y agua)
Kapha: agua y tierra.

Sin embargo, no siempre las personas tienen un sólo dosha. Éstos se pueden combinar de la manera siguiente:

Vata-Pitta
Vata-Kapha
Pitta-Kapha
Vata-Pitta-Kapha

Eso significa que todos nosotros estamos constituidos por los cinco elementos, aunque hay siempre uno u otro que prevalece, siendo los que determinan las características y la conducta de cada uno.
La condición de salud perfecta es el equilibrio total. Sin embargo, todo está en movimiento y acción constante, y mientras ello se dé la muerte no llega. Como morirse no es una necesidad, nosotros intentamos llegar cada vez más cerca de un equilibrio. Lo importante es equilibrar fuerzas físicas, mentales y de alma.

Si estudiamos el **Ayurveda** y sus tres tipos encontraremos:

VATA

La característica primaria del Vata desde el punto de vista metabólico es la variabilidad. La imprevisión y la variabilidad

166

de dimensión, humor, y acciones, es la "marca registrada" del vata. Vata tiende a ser delgado con las características prominentes, articulaciones bien visibles y venas ostentosas, con la piel seca. Cambiantes, entusiastas, imaginativos, e impulsivos. Los tipos vata son rápidos, duermen irregularmente y son propensos a la ansiedad, al insomnio, al síndrome premenstrual, y al estreñimiento. La energía de Vata fluctúa, en modo irregular, con los picos y los valles.

Las personas vata tienen los elementos de la naturaleza aire y éter (o espacio). Estos elementos tienen como característica el movimiento. Está relacionado con los vientos de nuestro cuerpo, como la respiración, la circulación, los movimientos peristálticos, las reducciones uterinas, y principalmente los impulsos nerviosos. Por tanto, vata está presente en la totalidad de nuestro cuerpo.

Normalmente es una persona muy baja, pequeña, delgada, ligera y no fuerte.

Tiene los huesos del cuerpo salientes y visibles, así como las venas.

Una de las características es la nuez de Adán saliente.

Necesita aceites y sustancias hidratantes.

Tiene baja resistencia a las enfermedades.

El apetito es inconstante, la digestión y el metabolismo son irregulares, con tendencia el estreñimiento, insomnio, preocupación e indecisión.

Son personas que cambian de idea y fácilmente de humor, ansiosos y agitados.

Necesitan un trabajo que no exija mucho esfuerzo físico en una atmósfera ni fría y demasiado seca.

No deben trabajar en algo que necesite concentración constante.

Les gusta un lugar caliente y protegido.

Ahondando más son personas muy animadas, espontáneas, de movimientos rápidos, sensibles y que tienden a perdonar fácilmente. A veces hablan más de lo que deberían, tienen explosiones de energía y se cansan rápidamente. La creatividad está centrada en el área de las artes. Asimilan la información fácilmente y de la misma manera las olvidan.

El tipo Vata es tímido y sensible, deja sus estudios pronto y cambia fácilmente de trabajo. Vata es responsable de empezar las cosas y no terminarlas. Cuando va de compras dedica mucho tiempo, pero no compra nada y se siente insatisfecho. Los dolores pre menstruales y en el área lumbar son sus puntos débiles.

Los problemas principales de salud que caracterizan el desequilibrio de Vata son: reuma, problemas en el nervio ciático, insomnio, piel y labios secos, dolores cólicos, lumbalgias, producción excesiva de gases, flatulencia, período irregular y con cólico, venas varicosas, anorexia, circulación sanguínea débil, huesos débiles, infertilidad y otros.

Un cuidado esencial para mantener el equilibrio de vata es descansar bastante, no trabajar o entrenar demasiado, y prestar mucha atención en mantener los hábitos diarios regulares. Normalmente cuando viaja y rompe su rutina diaria tiene estreñimiento y se desequilibra.

Vata en desequilibrio

Cuando el vata está en desequilibrio tiene dolores en el cuerpo, cólicos, frío, temblores y es muy indeciso. Normalmente las personas de esta naturaleza no tienen la salud muy estable, y suelen acudir con frecuencia a las consultas médicas. En el la niñez y la adolescencia tienen los dolores inexplicables en los músculos y huesos.

Sufre de insomnio, tiende a tener muchas preocupaciones y están nerviosos cuando entran en desequilibrio. Usan con frecuencia medicinas para dormir, tranquilizantes y relajantes musculares.

Las primeras señales de desequilibrio normalmente son la agitación, ansiedad, impaciencia, fatiga, indecisión, temblores, duerme poco y hay gran cantidad de pensamientos sin conexión. Las señales físicas son estreñimiento, piel seca, falta de energía, gases, presión alta, cólicos y dolores en la parte de atrás entre otros. Cuando entra en desequilibrio pueden aparecer más de 80 tipos de enfermedades. Es importante recordar que éstos son síntomas que normalmente se muestran en el vata, sin embargo no tiene que padecerse todos ellos. Es principalmente en la tercera edad cuando el vata se pone peor.

PITTA

El tipo metabólico Pitta es relativamente fiable. Es de estructura fuerte y resistencia media, bien proporcionado, y mantiene fácilmente un peso estable. Tendrá con frecuencia pelo rojo o rubio, pecas, y una tez rojiza. De inteligencia rápida, penetrante, puede ser crítico o apasionado con cortos y explosivos momentos de ira. Eficiente y moderado en sus hábitos diarios, come y duerme regularmente, tres comidas al día y ocho horas de sueño. Tienden a sudar mucho con el calor y a beber mucho. Sufren de acné, úlceras, hemorroides, y dolencias del estómago y duodeno.

Las personas pitta tienen el elemento fuego predominante en su constitución. Este elemento tiene como característica el calor, la inflamación. Algunos autores dicen que pitta se constituye de fuego y agua, lo que tiene sentido, porque está condicionado por su actividad metabólica, digestión y respiración. Controla la absorción del agua, de las comidas y del aire que necesitamos para sobrevivir. Cuando el metabolismo es muy rápido, tiende a tener arrugas, pelo cano y caída precoz del cabello.

Tiene gran poder digestivo y metabolismo rápido. El cuerpo es saludable y los músculos crecen fácilmente. Por consiguiente, siempre tienen hambre, y necesitan comer o beber alimentos fríos, cremosos y aceitosos. No pueden dejar de comer todos los días y se ponen mal si cenan muy tarde. Son inteligentes, prácticos y tienen buena memoria.

Tienen la piel suave y aceitosa, con pecas, ojos claros, sensibilidad al sol y temperatura cutánea muy caliente. En la mayoría de los casos en que se ponen largamente al sol, la piel se pone roja y con pecas.

Tiene un buen sistema inmunológico y resistencia al trabajo. Sin embargo, su agresividad puede cambiar hacia la hostilidad e impaciencia. Tienen una gran capacidad comprensiva y son muy inteligentes, normalmente expertos en los trabajos que realizan.

Creativos por la naturaleza, normalmente poseen dinero y están bien relacionados socialmente.

Estas personas necesitan trabajar en una atmósfera fresca y con actividades que piden el uso de creatividad e inteligencia.

El eslogan del pitta es la intensidad. Tienen las emociones ardientes, y son personas que se apasionan fácilmente. Una cara que expresa felicidad es su equilibrio. La ambición le permite llegar lejos. Son buenos portavoces, y saben vender bien su imagen y sus productos. Sus capacidades mentales son buenas, tienen una memoria excelente y les gustan las actividades intelectuales. Suelen culpar de sus males a otras personas o circunstancias.

Los problemas principales de salud que caracteriza el desequilibrio en Pitta son:

Presión alta y enfermedades cardiacas, úlceras, tumores, problemas en el estómago e intestinos, problemas superficiales como las espinillas, así como hepatitis, infecciones urinarias, herpes, flujo menstrual fuerte, hemorragias e inflamaciones en general.

Pitta en desequilibrio

Pitta es el segundo dosha que más fácilmente entra en el desequilibrio. Está constituido por el elemento fuego, sin embargo, algunos dicen que el pitta se constituye por el fuego y agua. Esto controla el metabolismo del cuerpo, y está relacionado principalmente con la digestión y la transformación de las comidas que ingerimos, y también con la temperatura del cuerpo, la visión y el pensamiento. Las personas pitta normalmente tienen buena digestión y la asimilación de las comidas es rápida. Pitta se localiza en el intestino.

El desequilibrio se ocasiona en lugares de temperaturas altas y con la presencia de conservantes y química en los alimentos.

KAPHA

La característica fundamental del tipo Kapha es la relajación. Es sólido, pesado, y fuerte. Con una tendencia a ser gordo, el tipo kapha tiene la digestión lenta y el pelo aceitoso, y piel fresca, húmeda, pálida. Es lento para encolerizarse, lento en comer, en actuar. Duermen mucho y pesadamente. Obstinados, serán propensos al colesterol alto, a la obesidad, las alergias, y a problemas en los senos frontales.

Las personas kapha tienen como elementos predominantes la tierra. Estos elementos tienen como característica principal la estabilidad. Kapha controla la formación de los tejidos como los músculos, sangre y piel, la retención de líquidos y la lubricación de las articulaciones.

Son robustas, fuertes y con facilidad para adquirir músculos. Normalmente tienen buena resistencia, inmunidad y vitalidad, son saludables y llegan a una vida larga. Suaves y profundamente expresivos, sentimentales y afectuosos, en la mayoría de los casos son personas de buena apariencia.

Tienden a tener el sueño profundo, aunque necesitan muchas horas de sueño y fácilmente se ponen letárgicos. Sus movimientos son lentos, suaves y llenos de gracia.

Tienen los hombros anchos y tienden a aumentar la grasa en las caderas.

La digestión y el metabolismo son muy lentos, necesitan comer y beber poco.

Comen muy despacio y dan demasiada importancia a la comida. Tienden a acumular dinero, energía, palabras, comida y grasa.

Necesitan seguridad y una vida estable, por consiguiente, se atan a la familia.

Una señal de desequilibrio es comprar mucho en el supermercado.

Normalmente sufren de rinitis, problemas en las articulaciones y en el corazón.

Son personas de naturaleza calma y difícilmente se ponen furiosos.

Son seguros y confían en ellos mismos, lo que hace que tengan prosperidad.

Las personas Kapha pueden trabajar mucho sin cansarse fácilmente. Normalmente su estereotipo es deportivo, porque tienen mucha resistencia, no se cansan y no pierden la energía fácilmente.

Son buenos en las relaciones públicas y manteniendo todo en orden. Sin embargo, no deben trabajar en lugares fríos y atmósferas húmedas.

Adoran que otros trabajen para ellos y lo consiguen porque tienen una gran capacidad de persuasión.

Su lado positivo es la fidelidad, paciencia, educación y la generosidad.

Niegan que sean demasiado materialistas, posesivos y pasivos.

Suelen tener tendencia a dormir mucho y con mucha frecuencia.

Tardan tiempo en adquirir el conocimiento, pero tienen una gran memoria, siendo del tipo de personas que tienen que estudiar bastante para conseguir aprender, olvidando pronto aquello que no han conseguido entender.

Poseen una gran resistencia a las enfermedades. Sin embargo, esta resistencia puede exacerbar la producción de organismos extraños, y desencadenar alergias.

En resumen, los problemas principales de salud que caracteriza a Kapha son:

Tendencia a ganar peso, bronquitis, sistema digestivo débil, piedras en los riñones, asma, frío, rinitis, tumores benignos, cáncer en los pulmones y pechos, circulación insuficiente, y otros.

Es típico de las personas kapha:

Pensar mucho antes de tomar cualquier decisión
Despertarse despacio, quedándose durante mucho tiempo en la cama, y necesitando un café para empezar el día
Estar contento con su vida y dar consejos sobre cómo conseguirlo.
Respetar el sentimiento de los otros
Tener ojos inteligentes y andares elegantes

Kapha en desequilibrio

Kapha es el más equilibrado de los doshas. Las personas kapha son desde la niñez tranquilos y perdonan con facilidad. Si usted es kapha y éstas calidades están claras, está en equilibrio y este equilibrio se mantendrá durante mucho tiempo. La niñez es la fase en que tenemos el dosha más predominante en nuestro cuerpo.

Cuando entra en desequilibrio en la niñez, tiende a ser friolero, y a padecer sinusitis y mucosidad nasal. Puede coger una gripe tras otra, padecer bronquitis, alergia, asma, sinusitis crónica y sentirse mal con el clima frío y húmedo. Necesita dormir muchas horas.

Cuando hay desequilibrio se ponen sumamente perezosos, lentos e inseguros. Estas personas se quedan muy calladas, sin esperanzas y difícilmente tienen la iniciativa de ir al médico, porque tienden a soportar bien el dolor.

En la niñez suelen ser obesos, y eso les acompañará al llegar a adultos, padeciendo los problemas anexos a la obesidad como hipertensión y diabetes. El exceso de pan, harinas, leche y queso, les engorda mucho.

Otros problemas que caracterizan el desequilibrio son la depresión, avaricia, pereza, inercia mental, colesterol alto, dolor de garganta.

La importancia de las constituciones

Así como las constituciones son diferentes, también son diferentes las necesidades de cada constitución. Las necesidades diferentes se observaron de acuerdo con la nutrición, la tolerancia a varias temperaturas, climas y estaciones, así como más actividades. Por consiguiente para mantener la salud es necesario tratar con la diferenciación cada tipo de la constitución.

Todo lo que nosotros hacemos afecta a nuestro cuerpo. La naturaleza es como una radio, a la cual hay que manejar los botones adecuadamente para poder escuchar la música con precisión. Por eso es necesario saber qué tipo de ejercicio hay que hacer, la comida que debemos comer y las actitudes que hay que tomar en relación a las cosas que pasan fuera y dentro de nosotros. Estando en sintonía todo es más fácil.

Es como si cuando el organismo necesita triptófano nuestro apetito nos impulsa a comer determinados alimentos que contienen este aminoácido. Eso significa que terminamos haciendo lo que nuestro cuerpo necesita.

Por eso es importante que estemos atentos en todo momento y conscientes. La meditación también es una de las maneras de entrar en sintonía con nosotros, nuestros sentimientos y la naturaleza.

Doshas en desequilibrio

Si quiere saber cómo fueron sus pensamientos ayer, mire su cuerpo ahora. Si quiere conocer cómo será su cuerpo mañana, mire sus pensamientos de hoy.
Deepak Chopra.

Cuando los **dosha** están en equilibrio y en acuerdo con la constitución, el resultado es una salud vibrante con preciosos niveles de energía. Pero cuando este delicado equilibrio es molestado, el cuerpo se vuelve susceptible a los estresantes externos, como virus, bacterias, sobrecarga en el trabajo, alimentación equivocada. El desequilibrio en los dosha es el primer signo de que el alma, la mente y el cuerpo no están en perfecta coordinación.

Clasificación según el signo del zodíaco

No por menos exactos, los estereotipos establecidos por el zodíaco constituyen una buena ayuda para definir el tipo morfológico y psicológico de cada persona.
Aunque su utilidad ha quedado desplazada a favor de la tipología del Ayurveda y Eneagrama, siguen siendo de una inestimable ayuda para comprender a las personas y sus enfermedades.

Signos de fuego: *Aries, Leo,* y *Sagitario*.

En los signos de Fuego podemos encontrar una combinación de lo caliente, predominantemente, y lo seco. El calor proporciona movilidad y expansión, mientras que la sequedad ofrece rigidez y tensión.
Estos signos de Fuego forman caracteres fuertes, enérgicos, y de gran vigor. Personalidades muy independientes y activas, son personas con valor, que no rehúyen la acción cuando resulta necesaria. El problema es los signos de Fuego pueden tener una cierta predisposición a la cólera, e incluso la agresividad, disponiendo de una vena dominadora que puede llegar hasta el despotismo. Son signos que lucharán intensamente para alcanzar sus metas, pero no siempre de manera noble. Líderes, pero

insensibles al dolor de quienes no aman o no pueden dominar, los Leo se convertirán en verdugos apasionados si no se les pone el adecuado freno.

Signos de tierra: **Tauro, Virgo, y Capricornio.**

Los signos de Tierra combinan las cualidades de frío y sequedad, aunque predomina esta última. La sequedad proporciona rigidez y tensión, mientras que el frío ofrece cohesión, concentración, e incluso calma. El elemento Tierra es positivo y también materialista. Los signos de Tierra forman caracteres pacientes y resistentes, difíciles de abatir por los fracasos.
Son personalidades firmes y estables, muy perseverantes. Tenacidad y sentido de lo práctico son dos de sus puntos fuertes. Estabilidad.
Por otra parte, el materialismo puede llegar a exagerarse llegando hasta la avaricia y el egoísmo, al tiempo que la tenacidad puede convertirse en obstinación.

Signos de aire: **Géminis, Libra, y Acuario.**

En los signos de Aire podemos encontrar una combinación de las cualidades de humedad y calor, aunque predomina la primera de ellas. La humedad proporciona fluidez, al tiempo que el calor ofrece movilidad y expansión. Las personalidades asociadas a los signos de Aire son muy adaptables, caracteres despiertos y de vivas reacciones. Son personalidades inteligentes e intuitivas, con una notable flexibilidad, cualidades que los convierten en excelentes diplomáticos. Muy sociables. Por otro lado, hay una cierta tendencia a la inconstancia y la indecisión, llegando incluso a la apatía. Son signos cambiantes. Poco quejitas con las adversidades, pueden llegar a no sentir compasión por las desventuras del prójimo. Quizá por ello logran sobrevivir en la tristeza.

Signos de agua: **Cáncer, Escorpio, y Piscis.**

En los signos de Agua podemos encontrar combinados el frío y la humedad, predominando el frío. El frío proporciona calma y concentración, mientras que la humedad ofrece fluidez. Los signos de Agua forman caracteres emotivos y con una cierta sensibilidad. Son personalidades moderadas.

Pueden llegar a ser tenaces, pero al mismo tiempo adaptables gracias a la fluidez del agua.

Por otro lado, los signos de Agua pueden caer con una cierta facilidad en la pereza, la frialdad, y hasta cierto punto en una cierta debilidad de carácter. Quizá les falte un punto de agresividad. Si optan por la otra cara de la moneda, serán ambiciosos y tenaces para conseguir realizar sus innumerables sueños. Son signos que van a acusar la influencia de personas o situaciones externas, siendo muy sensibles a la indiferencia ajena y la soledad. Viajan frecuentemente en sus pensamientos a mundos esotéricos y pueden alcanzar cierto renombre en las actividades místicas o disfrutar con ellas.

Comunicación entre los tipos

Muchas veces, aún en la intimidad, hay gente que no se puede comunicar, porque inducen interpretaciones diferentes, del mismo campo energético. Si un hombre trae flores a su mujer para declarar su amor, posiblemente ella no lo apreciará porque necesita oírlo, y dice que él nunca le declara su amor. También es posible que ocurra al revés y que no responda a las palabras, quejándose de que nunca le demuestra su amor con flores. Por tanto, la vía de la comunicación es muy importante si uno quiere nutrir una relación.

También esto es muy importante en las relaciones comerciales. Si uno va a reunirse con un empresario posiblemente la conversación irá mejor si lo hace después del almuerzo; porque si no toda su atención está ahí, en la comida. Otras personas se duermen después de comer, así que la conversación habrá que tenerla antes.

Todo nuestro comportamiento se estructura según estas propensiones psico-fisiológicas básicas, y si aprendemos a identificar a los diferentes tipos, podremos comunicarnos mejor. Los vendedores deberían saber esto.

Y con respecto al médico las cosas no son diferentes. En estudios recientes sobre el cáncer, se ve que cuando los pacientes entregan el control del cuidado de la enfermedad a su médico, los resultados no son tan buenos. Si los pacientes sienten que ellos mismos poseen el control y toman decisiones, entonces sus enfermedades se resuelven o al menos se llevan mejor.

CAPÍTULO 9

PSICOLOGÍA CUÁNTICA

"No hay enfermos mentales; solamente personas que piensan y se comportan de modo diferente"

¿Qué es la psicología cuántica?

Basada en la física cuántica, también conocida como mecánica ondulatoria, nos habla del comportamiento de la materia y su relación con el pensamiento y las emociones. También estudia la probabilidad de que un suceso dado acontezca en un momento determinado, no de cuándo ocurrirá ciertamente el suceso en cuestión. Cualquier suceso, por muy irreal que parezca, posee una probabilidad de que suceda, como el hecho de que al lanzar una pelota contra una pared ésta pueda traspasarla. Aunque la probabilidad de que esto sucediese sería infinitamente pequeña, podría ocurrir perfectamente.

Una vez que se comprobó la existencia del átomo, y que la radiación electromagnética es absorbida y emitida por la materia en forma de cuantos (quantum), se estableció que el principio de incertidumbre hace que cuando observamos un experimento no podamos determinar su resultado por el simple hecho de observarlo. El observador, a su vez, altera el experimento.

Así que, en concreto, todo en el universo tiende a algo, a posibilidades de la consciencia. ¿Quién elige de entre esas posibilidades para que se produzca mi experiencia actual? No solamente nosotros mismos, sino el observador.

Esto significa que el observador altera lo observado por el mero hecho de su observación, lo cual socava el supuesto clásico de la realidad objetiva. Pero lo más impactante es que no es la unidad subatómica quien "decide" si se manifiesta como onda o como partícula, sino el observador. Los experimentos científicos, por tanto, quedarían alterados en su objetividad simplemente al ser observados. Además, el punto de vista psicológico del observador, en cuanto al resultado que desearía ver, condiciona también el resultado final.

La conciencia

Nuestro modelo de conocimiento está caracterizado por el predominio de la racionalidad occidental, tangible, rígida, soberbia, discriminadora, que rechaza lo que no es demostrable científicamente y termina ignorando y negando la existencia de lo que rechazó porque no se ajustaba al esquema o no lo entiende. Se centra en los valores intelectuales, más bien culturales, y olvida el mundo sensible, perdiendo, de este modo, una importante fuente de conocimiento: lo bueno, valioso y digno de conservar es sólo aquello que entra dentro del ángulo racional. Este modelo vive, permanentemente, en la ilusión y en el espejismo, debido a la creencia en que ha llegado a "la verdad" cada vez que alcanza un pequeño conocimiento que años después será rebatido sin piedad.

Como consecuencia de todo ello se generan reflexiones y teorías que enmarcan y delimitan el campo de observación de lo real, pues cuanto más pequeño es lo que estudiemos menos posibilidades habrá de equivocarse. El método científico sólo acepta aquello que es demostrable a partir de una experiencia de "laboratorio", donde la hipótesis es confirmada como cierta porque las condiciones que crea son las idóneas para corroborar positivamente sus premisas. Pero la mente, la conciencia y el alma son elementos imposibles de analizar en un laboratorio, aunque algunos ilusos han pretendido "verlas" con marcadores electrónicos, escáneres, estudiando la química orgánica o midiendo los impulsos eléctricos. Aún así, hay muchas personas aparentemente inteligentes que se creen que han podido ver y controlar los pensamientos.

En las últimas décadas, los experimentos en el campo de la neurología han ido encaminados a encontrar dónde reside la conciencia o al menos en manos de quién o qué está. Pero mucho que disecciones un cerebro, nada hay allí que nos indique un lugar determinado, aunque cuando está dañado, las emociones, los recuerdos y las respuestas, se alteran, quizá porque los datos se interrumpen en dirección al complejo mundo celular. ¿Quién es realmente el observador del mundo fuera de nuestro cuerpo? La conclusión, dentro de lo poco que sabemos si no contemplamos el alma, es que a cada segundo en una vida como la moderna llena de estímulos, nos llegan enormes cantidades de información y el cerebro sólo procesa una mínima cantidad de ella; "apenas" 400 mil millones de bits de información por segundo, pero solamente somos conscientes de 2.000 mil de esos bits, referidos al medio ambiente, el tiempo y nuestro cuerpo. Así pues, lo que consideramos la Realidad, es decir, aquello que vivimos, es sólo una mínima parte de lo que en realidad está ocurriendo. ¿Cómo llega toda esta información y qué lugar ocupan todos los millones de datos que no percibimos?

Lo único que sabemos es que los recuerdos llegan a la mente racional de manera más eficaz que las experiencias físicas, y solemos caer con demasiada frecuencia en su repetición por no conseguir revivir en nuestro cuerpo las mismas sensaciones que antes.

La realidad

La realidad pasa cuando nosotros la vemos.

Nuestro modelo de conocimiento está caracterizado por el predominio de la racionalidad occidental, tangible, rígida, soberbia, discriminadora, que rechaza lo que no es demostrable científicamente y termina ignorando y negando la existencia de lo que rechazó porque no se ajustaba al esquema o no lo entiende. Se centra en los valores intelectuales, más bien culturales, y olvida el mundo sensible, perdiendo, de este modo, una importante fuente de conocimiento: aquello que no tiene rendimiento económico. Según su paradigma, lo bueno, valioso y digno de conservar es sólo aquello que entra dentro de su perspectiva racional. Este modelo vive, permanentemente, en el dogmatismo y la soberbia, debido a la creencia en que ha llegado a "la verdad" cada vez que alcanza un pequeño conocimiento que años después será rebatida sin piedad.

Como consecuencia de todo ello se generan reflexiones y teorías que son admitidas como válidas por el simple hecho de plantearse, enmarcando y limitando el campo de observación de lo real, pues **cuanto más pequeño es lo que estudiemos menos posibilidades habrá de equivocarse**. Un ejemplo de ello es el científico Stephen Hawking, quien ha conseguido convertirse en el mayor sabio de nuestra época con su teoría "Historia del Tiempo: del bing bang a los agujeros negros" (1988). Esta teoría imposible de ser comprobada es, no obstante, el punto de partida para la comunidad científica, lo mismo que su especulación sobre que el universo no ha sido creado por Dios.

Este hombre, así como el resto de los científicos, sólo aceptan aquello que es demostrable a partir de una experiencia de "laboratorio", donde la hipótesis es confirmada como cierta porque las condiciones que crea son las idóneas para corroborar positivamente sus premisas. Pero **la mente, la conciencia y el alma son elementos imposibles de analizar en un laboratorio**, aunque algunos ilusos hayan pretendido "verlas" con marcadores electrónicos, escáneres, estudiando la química orgánica o midiendo los impulsos eléctricos. Aun así, hay muchas personas aparentemente inteligentes que se creen que han podido ver y controlar los pensamientos.

Cuando piden que alguien piense le señalan el cráneo, convencidos de que allí están los pensamientos; por eso luego elaboran medicamentos que modifican la química cerebral, en un vano intento de lograr que pensemos y sintamos de modo diferente.

Insistiendo en ello, en las últimas décadas los experimentos en el campo de la neurología han ido encaminados a encontrar dónde reside la conciencia o al menos en manos de quién o qué está. Pero **por mucho que diseccionemos un cerebro, nada hay allí que nos indique un lugar determinado para los pensamientos**, aunque cuando la estructura orgánica está dañada observamos que se alteran las emociones, los recuerdos y las respuestas, quizá porque los datos se interrumpen en dirección al complejo mundo celular.

Dentro de lo poco que sabemos de neurología, es que a cada segundo nos llegan enormes cantidades de información y el cerebro sólo procesa una mínima cantidad de ella; "apenas" 400 mil millones de bits de información por segundo, aunque solamente somos conscientes de 2.000 de esos bits, referidos al medio ambiente, el tiempo y nuestro cuerpo. Así pues, lo que consideramos como la "realidad", es decir, aquello que vivimos, es sólo una mínima parte de lo que en realidad está ocurriendo. ¿Cómo llega toda esta información y qué lugar ocupan todos los millones de datos que no percibimos?

Lo único que sabemos es que los recuerdos llegan a la mente racional de manera más eficaz que las experiencias físicas, y que solemos caer con demasiada frecuencia en los mismos errores por no conseguir tener en cuenta las nuevas sensaciones corporales. **Creemos que los que nos dolió ayer, hoy también nos dolerá**; lo que nos produjo placer antes, ahora también lo producirá.

Realmente, el acuerdo general entre los físicos cuánticos ha sido reconocer que no podían explicar qué es el mundo real, así que preferían seguir haciendo ecuaciones para prever resultados. Nada en la materia puede declararse existente en un cierto lugar y todo flota en un mar de posibilidades. Sin embargo, hay un mundo real donde las "cosas" existen, por ejemplo: las sillas son cuerpos sólidos e identificables en que podemos sentarnos los humanos.

Algunos teóricos, en especial Niels Bohr y Eisenberg, defienden que la realidad fundamental en sí misma es esencialmente incierta, que no hay nada que esté claro y fijo en nuestra existencia diaria. Toda la realidad es y continúa siendo, un asunto de probabilidades. Si se dan ciertas condiciones, sucederá lo que estaba previsto o deseamos; pero puesto que la realidad depende de que exista un observador, deberemos plantearnos quién es realmente el pensador y el observador del mundo exterior.

La realidad está en las partículas

No hay nada lógico, normal o auténtico en el comportamiento humano, pues todo depende del observador.

Más allá de nuestra percepción física existe un mundo en el cual no hay nada real. Por eso cada uno de nosotros ve y siente su entorno de modo diferente. No hay una realidad que deba ser asumida por todos, puesto que el concepto de "realidad" está sujeto al punto de vista de cada observador. Si miramos una montaña desde las alturas nos parecerá pequeña y sin vida; si lo hacemos desde el pie la observaremos grandiosa; si desde la cumbre la percibiremos muy alta; y si es de noche aterradora.

Si excavamos en ella, numerosas pequeñas criaturas saldrán al exterior y si hace frío un manto de nieve la hará parecer de color blanco, aunque su verdadero color estará oculto un poco más abajo. Para el ser humano escalar una alta montaña supone un reto, pero un animal solamente lo hará si necesita huir o ir en busca de comida. La belleza de una montaña nos inspirará, pero un derrumbe la hará maldita si aplasta a varias personas. También podrá albergar a dios o será la morada del demonio, según nuestras creencias, pudiendo constituir en ambos casos un mito difícil de concretar. Todo es según el punto de vista desde el cual contemplemos esa montaña que tan "real" nos parecía a nuestros ojos.

Así que no hay una realidad que deba ser asumida por todos, existiendo solamente la realidad que percibimos cada uno; por eso es difícil dar normas universales que sirvan para todos.

Un hecho curioso fue el experimento que realizó el científico japonés Masaru Emoto con las moléculas de agua, las cuales eran influidas simplemente por diferentes pensamientos, experimento que ha abierto un nuevo debate sobre la posibilidad de que nuestra mente sea capaz de crear la Realidad. Si el amor generaba belleza en los cristales del agua, y caos cuando se empleaba el odio, debemos admitir que eso mismo se puede generar en los seres humanos. Simplemente estamos hablando del pensamiento, algo que nadie creía hasta ahora que pudiera conformar nuestra realidad física. ¿Cómo puede influir físicamente algo que no se puede medir?

La respuesta es tan obvia que se nos antoja pueril: **si un pensamiento desacertado es capaz de hacernos enfermar físicamente ¿por qué no puede traspasar las fronteras de nuestro cuerpo e influir en otros organismos?**
En el curioso experimento de Emoto se vio también el efecto de paz que causaba en las moléculas de agua la música clásica, mientras que con el rock duro las moléculas se volvían inestables. Quizá esto es ahora más fácil de entender, ya que estamos hablando simplemente de energía vibratoria, capaz de traspasar lo que denominamos como objetos sólidos.

La explicación biológica a estos fenómenos que simplemente se logran con el pensamiento, es que los átomos que componen las moléculas (en este caso, los dos pequeños de hidrógeno y uno grande de oxígeno) se pueden ordenar de diferentes maneras: armoniosa o caóticamente (o desarmónicamente). Si tenemos en cuenta que el 80% de nuestro cuerpo es agua, un elemento estable similar al que puebla los mares e igual al que existe en el planeta desde sus orígenes, entenderemos cómo nuestras emociones, nuestras palabras y hasta la música que escuchamos, influyen en que nuestra realidad sea más o menos armoniosa. Y puesto que toda molécula posee su propia inteligencia, su propia vibración, cuando dos moléculas iguales se encuentran próximas se establece un intento de acercamiento energético, un deseo de intercambiar información. Si el agua lo puede hacer, si nosotros podemos cambiar nuestra realidad con el pensamiento ¿podremos cambiar la de otros? ¿Y ellos nuestro destino?
La conclusión es que **todas las partículas que forman parte de la vida misma quedan influidas por la armonía o el caos de los pensamientos de todos nosotros.**

En nuestras predicciones de los fenómenos físicos e incluso en las que se hacen de los acontecimientos futuros de las personas, deberíamos tener en cuenta la posibilidad de que ocurran dos fenómenos distintos. El primero sería el que desencadenaríamos nosotros, el fenómeno en sí mismo, mientras que el otro dependería del observador o los observadores. Por eso es difícil reconocer como acertado el método científico para validar los experimentos, basado en la creencia de que los hechos puedan ser reproducidos tantas veces como se necesite y que deben producir siempre los mismos resultados. Esto no es posible, así que tendríamos que validar aquel resultado que se dio una primera vez, pues indica que, **si pudo ser, podrá volver a ser**.

La materia y el pensamiento siempre tienen una "tendencia a existir", al tratarse de un paquete de ondas de probabilidades que se manifestarán en cualquier dirección, pero que también puede hacerlo en dos lugares al mismo tiempo, una bilocación. La teoría de los universos paralelos, origen de la "superposición cuántica", nos dice que la Realidad es un número indeterminado de ondas que conviven en el espacio-tiempo como posibilidades, hasta que una se convierte en Real: eso será lo que vivimos. Somos nosotros quienes nos encerramos, con nuestras elecciones y, sobre todo, con nuestros pensamientos ("sí puedo", "no puedo") en una realidad limitada y negativa, o en la consecución de aquellas cosas que soñamos.

En otras palabras, la física moderna nos dice que podemos alcanzar todo aquello que ansiamos, dentro de un abanico de posibilidades (ondas). La popular Ley de la Atracción no es sino una explicación metafísica de una ley cuántica, lo que la convierte casi en una ciencia. **Somos lo que pensamos, y seremos lo que deseamos**. El problema es que la mayoría de las personas "realistas", solamente piensan en lo que no van a poder ser.

Todas estas cuestiones han sido analizadas repetidas veces por la psicología cuántica, una materia antigua que se lleva aplicando desde tiempos inmemoriales, aunque sin que recibiera esta denominación. Ejemplo de ello son las plegarias, en donde la petición a Dios o al destino era efectuada por los esenios (santos de origen judío) simplemente visualizando mentalmente que aquello que pedían ya se había cumplido, una técnica que nos recuerda el poder de la mente para realizar nuestros deseos. No menos significativo es que cuando un deportista practica ejercicios de entrenamiento, o un artista marcial efectúa simuladamente una técnica de defensa y ataque, realmente están visualizando su éxito en una circunstancia real. Su mente queda programada para un hecho

186

futuro. Del mismo modo, el simple hecho de mirarnos repetidamente en el espejo para reafirmar nuestros deseos, traerá probablemente el triunfo. Los más firmes defensores del poder de la visualización llegan a proponer que se puede obtener a través de ella casi todo lo que deseamos.

La palabra sería un paso más adelante en la creación de la realidad. Proviene del pensamiento, de nuestras sensaciones corporales, de nuestro momento presente, del pasado y experiencia.

Aunque se expresan de modo irreflexivo numerosas veces, realmente nos dicen cosas que ni siquiera sabíamos que estaban en nuestra mente. Por ello, podemos atraer mediante ellas tanto las desgracias como la dicha. Que queramos maldecir, orar, implorar o pedir, es también un modo de configurar nuestro destino. En este aspecto, la física cuántica nos demuestra que **las vibraciones de las palabras y de nuestro pensamiento se integran del mismo modo en el mundo que percibimos como real**.

Aunque no podemos crear universos ajenos, sí podemos influir en ellos si al mismo tiempo transformamos el pensamiento por acción. Rezar por el bien de alguien o efectuar el sortilegio conocido como "mal de ojo", son dos ejemplos en los cuales se contempla la posibilidad de influir en el destino ajeno mediante la unión del deseo (onda) y la acción (materia). No obstante, cuando nuestro presente cambia lo hace solamente la forma externa del universo de quienes nos rodean, pero no su pensamiento. De eso saben mucho quienes han disfrutado de un cambio espiritual en sus vidas, un salto cuántico en sus pensamientos, y se dan cuenta que quienes le rodean, incluso su pareja, no han entrado en esa dinámica. Del mismo modo que no podemos asimilar la inteligencia o las habilidades de los demás, nadie nos puede transformar nuestra consciencia.

Realidad cuántica

No somos como queremos ser, sino como realmente somos.

Si evaluamos la consciencia como un órgano central podemos pensar que el universo se comporta como un elemento vital, tal y como muy acertadamente especuló James E. Lovelock cuando nos habló del planeta Tierra como un ser vivo, con esencia vital y conciencia. El universo completo podríamos imaginarlo entonces como una gigantesca mente cuántica expandiéndose permanentemente dentro de una matriz energética consciente. Si Max Planck (quien estableció que la energía se radia en unidades pequeñas denominadas cuantos) declaró que *detrás de la realidad física debe estar una mente consciente que le permita existir*, detrás de este gigantesco universo debe haber también una gigantesca mente consciente que le dé vida y le permita existir materialmente.

Podemos afirmar entonces que nuestro cuerpo contiene un patrón de energía que trasciende la simple energía física, y que sería la energía consciente. Si la visión e incluso la visualización, son una propiedad de la conciencia, entonces la conciencia crearía lo que estamos observando y seremos partícipes de un mundo cuántico que cambia de estado de acuerdo a los observadores y los participantes de la realidad. Esto puede simplificarse asegurando que **cada individuo recibe la información que puede entender**, de acuerdo con su nivel de comprensión y asimilación consciente.

Para los biólogos que miran los objetos a través de un microscopio, el pan es un conjunto de moléculas que albergan nutrientes, sin más connotaciones. Sin embargo, para los cristianos, después de que Jesús lo bendijera, representa el cuerpo de Jesús y por tanto contiene su esencia. Parece obvio que ahora que conocemos bastante de la física cuántica, dentro de este marco la "esencia" del pan puede ser algo, o nada, dependiendo de quién lo come o lo bendice.

Si desviamos nuestro interés por este acto cristiano solemne, el pan como alimento no parece contener un "alma", pero si nos burlamos del posible cambio que se establece con la bendición efectuada por un sacerdote, deberíamos descartar totalmente la influencia de la intención y el pensamiento en nuestros actos. Del mismo modo que un científico condiciona el experimento con su deseo de conseguir un resultado, la bendición del pan tiene que producir un cambio medible en sus moléculas.

Un error frecuente en quienes rechazan los fenómenos metafísicos, es que, mediante la mente, la razón y el pensamiento tienden a tratar el mundo como si fuera real, y después separan y manipulan lo mental de lo físico. Están convencidos de que son dos materias diferentes y casi nunca cuestionan la existencia de esta dualidad. Cuando hablan de realidad no se refieren nunca al pensamiento, y tercamente insisten en que la causa estriba en que una es palpable y la otra no, algo que está para siempre separado y aparte.

Tendemos a creer que lo de ahora es porque antes fue, y así nos resulta muy difícil admitir la tendencia cósmica al cambio continuado, imparable. Si decimos "yo veo" estamos cometiendo un error y deberíamos decir "he visto", ya que el tiempo siempre transcurre entre el impacto de la energía lumínica que entra por los ojos y la creación de la imagen en el cerebro. Entre ambos fenómenos hay un espacio de tiempo que no es tenido en cuenta, y durante ello hemos seguido recibiendo nueva información que debe ser procesada. Además, el cerebro no efectúa la evaluación de la información y solamente la procesa sin añadir nuevos datos.

Nuestros cinco sentidos son quienes establecen la utilidad de los datos, pero pueden confundir fácilmente un plátano con un puñal, si esto es lo que esperamos ver.

El lugar de los pensamientos

Los científicos han tratado de encontrar quién o qué es el observador de la realidad, el lugar donde se forman los pensamientos, pero ni el más experto patólogo lo ha conseguido detectar. Solamente encuentran neuronas, vasos sanguíneos y tejidos muy diversos, pero nada que recuerde a una mente pensante. Aunque **no hay ningún elemento pensante dentro del cerebro**, nada ni nadie en las regiones corticales del cerebro, todos tenemos la sensación de que somos simples observadores de la vida, incluso aunque estemos ciegos. Presentimos nuestro papel como observadores, pero no sabemos qué es o quién es.

Así que el control de nuestros pensamientos no puede estar ahí, en la mente o cerebro, y más bien habría que encontrarlo en los millones de células distribuidas por todo el cuerpo humano, cada una capaz de almacenar millones de datos cada segundo de nuestra vida y seguir almacenando la información que nos llega en cada inspiración. **Todo cuerpo humano es en realidad una fuente de energía que recibe y transmite información** en busca de su utilidad en el universo. Cuando

Jesús dijo aquello de "Dios está en nosotros", realmente estaba hablando ya de física cuántica, refiriéndose a que todos los seres vivos formamos parte indisoluble de un todo, de una consciencia.

Indudablemente hay reacciones químicas en nuestras emociones y en las sensaciones corporales, y también energía en los procesos mentales, pero son la consecuencia y no la causa. Por ello, utilizar productos químicos para frenar, estimular o sedar nuestras emociones, conduce siempre a la anulación del equilibrio energético y el bloqueo del cuerpo humano para autojustarse. Finalmente, la enfermedad encontrará un nuevo camino para desarrollarse.

Experiencias místicas

Una vez que la Humanidad comenzó a apartarse de las religiones, se encontró con un vacío espiritual y de consciencia que le dejó desvalido.

Seguramente se dará cuenta de que hay cuestiones en su vida que parecen "reales" y que no admiten matices –una silla, por ejemplo-, mientras otras están sujetas a los criterios personales de cada cual –Dios no existe-. Aún así, lo real es solamente una impresión del observador, no algo incuestionable.
Nosotros podemos discutir todas las cuestiones metafísicas, especialmente aquellas que mencionan la teología, pero no debemos olvidar que la existencia misma no se puede explicar con la ayuda de la ciencia. Se puede elucubrar sobre la creación del universo y hasta del momento, pero nadie nos puede explicar el porqué de la creación sin mencionar a Dios.

La vida "real" y cotidiana es como una cárcel, y como prisión no nos queda más remedio que vivir de acuerdo con unos hábitos, una rutina y unos códigos que nos parecen todos muy naturales.
El problema surge cuando intentamos librarnos de este encadenamiento y buscamos explicar porqué existe lo que existe. Si pudiéramos encontrar la respuesta, experimentaríamos probablemente un fenómeno extraordinario. Algunos grandes místicos parecen que estuvieron a un paso de ser

190

iluminados (¿por quién?), mientras que estudiosos como el psicólogo Abraham Maslow, un pionero en el estudio de los aspectos positivos de la personalidad, explicaba estas vivencias de este modo:

"Aquellos momentos eran instantes de pura felicidad, momentos en que las dudas, los miedos, las inhibiciones, las tensiones y las debilidades se sumían en el olvido. La conciencia de sí mismo dejaba de existir. Cuanto nos separaba de ella y nos alejaba del universo se había desvanecido..."

Aunque estas experiencias sean escasas (por eso Maslow las llamó "experiencias extremas"), y muy breves (sólo duran unos días o unas horas), poseen un poder de curación y proyección duraderos. Maslow nos cuenta que dos de sus pacientes, un depresivo crónico que siempre pensaba en el suicidio, y otro que sufría graves crisis de angustia, se curaron, inmediatamente y de manera duradera, tras haber vivido una experiencia como la que él mismo describe. (En ambos casos, sólo vivieron esa experiencia una vez.)

Maslow explica también de qué manera esas personas se reconciliaron con la vida al experimentar esos instantes de iluminación: *Sintieron que formaban un ser único con el universo, que se fundían en él, que le pertenecían enteramente en lugar de ser meros espectadores.*

(Por ejemplo, uno de los pacientes dijo: "Sentí que formaba parte de una gran familia y que ya no era huérfano.")

Ahora las personas tienden a interesarse más por los metafísicos que por los religiosos, y los maestros ascendidos, entre los cuales destaca Saint Germain (quien escribió el Sagrado Libro del Yo Soy) pueden dedicarse a labores lucrativas, ser populares y no se le exige dedicación hacia los demás. Al contrario que al religioso, a quien no se le perdona que sea rico o que tenga una vida social como los demás, al metafísico no se le exige lo mismo. Además, al no criticar ninguna opción religiosa ni filosófica, sino que las incorpora a todas en sus conclusiones, no tiene enemigos ni detractores. Ellos son los encargados de divulgar lo que ahora conocemos como "fenómenos cuánticos", y que como **cualquier revelación repentina de una realidad más honda libera una gran cantidad de energía.** Una sola experiencia de esta índole hace que la vida sea innegablemente más interesante. Quizá no más feliz en el sentido de alegría, pero sí más plena. Las personas que se han transformado tan bruscamente sienten que esta energía se sale de la experiencia ordinaria, aunque en realidad no se trata ni de energía ni de fuerza, ni de ingenio, ni de conocimiento. Va mucho más allá. Se trata del entendimiento sobre el poder de la vida en su forma más pura, de trascender la vida normal.

Los religiosos siempre nos han dicho que estamos hechos a imagen y semejanza de Dios, pero no es cierto: hemos hecho a Dios a imagen y semejanza nuestra.

Ese Dios que hemos creado es sabio como Einstein, justo como Salomón, premia y castiga como cualquier juez, poderoso como un emperador, tiene más legiones que un ejército, y hasta le hemos dotado de la apariencia de un anciano de larga barba. Demasiado humano.

La cuestión es que las experiencias místicas siempre han estado ligadas a la religión y a visiones de lo sobrenatural, y esto ha motivado la indiferencia y la burla de los científicos hacia este tipo de experiencias, considerando que son absurdas y el resultado probable de fenómenos alucinógenos, tal vez histéricos, y, en todo caso patológicos.

Sin embargo, para las personas que las han vivido no hay nada religioso en ello, ni estaban enfermas de la mente. Incluso me atrevería a considerarlas mucho más sanas que las demás, salvo que consideremos la percepción extrasensorial como una enfermedad.

Nuestro estado de conciencia habitual, lo que llamamos conciencia racional, sólo es una forma más de conciencia, un estado muy básico. A su alrededor, separadas únicamente por una pantalla frágil, existen otras formas potenciales de conciencia muy diferentes. Podemos ir por la vida sin sospechar de su existencia; pero basta con saber estimularlas, y en un instante se presentan ante nosotros en toda su plenitud. Usted elige.

Afortunadamente ahora podemos explicar mejor estos estados de conciencia desde que sabemos el comportamiento de las partículas en el universo cuántico y su integración en el cosmos mediante la consciencia universal. El cuerpo cuántico, la consciencia que nos mantiene ligados al universo, no está separado de nosotros, es nosotros; pero sencillamente no somos conscientes de ello, al menos de momento. Y aquí estamos todos, pensando, leyendo, hablando, respirando, digiriendo, etc., realizando acciones de todo tipo, mientras todo a nuestro alrededor nos involucra y nos mantiene unidos con el todo.

Cuestión de percepción

Es como si viéramos una sombra de las cosas, sin ver las cosas mismas; estas sombras son una representación de la realidad, pero no la realidad misma.

Si de hecho nos rodea una realidad tan amplia, ¿por qué no podemos tocarla? ¿Por qué no podemos percibirla con facilidad? Las experiencias realizadas con gatos ciegos han demostrado que tanto la naturaleza como la educación son esenciales. La vista está programada en el cerebro del gato, pero tiene que estar viendo para que el proceso se desarrolle con normalidad.

Este proceso de no percibir la realidad aun cuando esté visible, nos demuestra que nuestros cerebros están limitados y que muchos elementos exteriores no existen para nosotros, no porque sean irreales, sino porque en el interior no hemos preparado el cerebro para percibirlos. "Ahora es cuando veo la realidad" es una frase habitual en las personas.

Recuerden que las tres carabelas de Colón no fueron vistas a su llegada, porque nadie había previsto que existieran. De ser percibidas, seguramente las confundieron como formaciones nubosas. El resto de los humanos no hemos superado esa traba de los nativos americanos, y aunque tenemos todos los canales de recepción necesarios, sólo utilizamos tres, es decir, el estado de vigilia, el sueño y la imaginación.

Ya que el cerebro es el único aparato sintonizador de que disponemos, no tenemos otro medio a nuestro alcance para saber si existe un cuarto estado, aunque un sistema nervioso preparado para ello podría lograrlo. Es muy posible que estemos, literalmente, bañados y rodeados por todo lo trascendente, pero que aún no hayamos sintonizado con su frecuencia. La opinión que prevalece es que la mente ha de rechazar cualquier actividad si desea alcanzar el silencio, entendiendo como tal lo que los grandes místicos llamaron "iluminación".

Imaginación y realidad

La imaginación es más importante que el saber.

Los experimentos en neurología han comprobado algo difícil de explicar: cuando vemos un determinado objeto aparece actividad en ciertas partes de nuestro cerebro… pero cuando se pide al sujeto que cierre los ojos y lo imagine, la actividad cerebral es idéntica. Entonces, si el cerebro refleja la misma actividad cuando ve que cuando recuerda, ¿cuál es la Realidad? Ambas parecen tener el mismo significado, posiblemente porque **el cerebro no hace diferencias entre lo que ve y lo que imagina** gracias a que están involucradas las mismas redes neuronales. Así que si para la mente es tan real lo que ve como lo que siente, la conclusión es que **cada uno fabricamos nuestra realidad** a partir de la forma en que procesamos nuestras experiencias, es decir, mediante nuestras emociones.

El resultado final es el pensamiento, una forma de manifestación de la energía que es posible manipular, mejorar o enturbiar. La realidad, pues, será distinta entre un individuo y otro. Sin embargo, al pertenecer el pensamiento y el cuerpo físico al mismo organismo, ambos recibiendo la misma información, se establece con frecuencia una confrontación cuántica que lleva al desequilibrio energético y su consecuencia la enfermedad.

Por eso no hay modo de poder definir el concepto de realidad, pues todo es subjetivo. Si miramos el sol nuestros sentidos nos dirían que sale por la mañana y se oculta por la noche; pero la mente cultivada dice que nada se oculta ni sale. Si miramos al mar en la lejanía lo veremos tranquilo y sin la compleja vida interior. Una vez en alta mar, las olas embravecidas nos mostrarán otra realidad.

Si observamos un árbol desde diferentes puntos de vista –lejos, cerca, arriba, abajo-, lo que veremos será diferente y así lo valoraremos. De mismo modo, **a las personas que conocemos solamente la valoramos desde nuestro punto de vista**, por eso cuando somos juzgados por otros la apreciación cambia. Si cambiamos nuestra impresión real sobre el individuo que tenemos delante (por ejemplo: varón, 30 años…) y nos dejamos llevar simplemente por la palabra (a través de una grabadora), el enjuiciamiento cambia.

Hay una posibilidad de que la conciencia, así como la materia, surjan del mundo de los acontecimientos cuánticos y que ambos, aunque completamente diferentes uno del otro, tengan un origen común en la realidad cuántica.

Si esto es así, nuestros pensamientos y, más aun, nuestra relación con nosotros mismos, con los otros y con el mundo en conjunto, podrán ser explicados por las mismas leyes que gobiernan el mundo de los átomos. Un lector suspicaz quizá pensará que estamos pidiendo a nuestros psicólogos que miren más el mundo microscópico que a los seres humanos, y quizá sea así, pues el observador del micromundo suele ser más objetivo que quien está dentro del mundo que está observando. ¿Quién comprende mejor la razón del universo? ¿El astrónomo o el filósofo?

Parece ser que hay cosas mucho más complejas de lo que perciben nuestros limitados sentidos físicos, y aunque en el mundo material las cosas están separadas espacialmente y percibimos su solidez, los sabios e iluminados de la antigüedad ya se adelantaron a los físicos modernos cuando decían que *"la realidad es pura ilusión"* y la lógica humana no sirve. Si los objetos materiales no poseen las características que creemos, ¿qué grado de realidad tiene el mundo en el que vivimos?

El método científico establece una única perspectiva, la que nace a partir de "lo real", de lo cuantificable, de lo tangible, de lo contrastable. Para ello necesita de un código y un consenso entre sus expertos: no hay una sola opinión que valga, salvo que sea admitida por una gran mayoría. El error es que se termina admitiendo una única perspectiva, una única expresión en ocasiones teórica, una aceptación a los hechos relatados por otros y finalmente un sometimiento universal al fenómeno aparentemente comprobado. Se habla entonces de hecho real, de racionalidad, de la "verdad"; pero lo que vemos es que la ciencia ha hecho tal reajuste de la realidad, en su intento de explicarla, que el resultado es una larga serie de errores no cuestionables por sus seguidores.

Lo que denominan "lo real" parecen ser solamente las formas percibidas por nuestros sentidos, algo que nuestra mente (la misma que no diferencia entre lo real y lo imaginado) interpreta a través de que ella desea creer. La mente, por tanto, crea la realidad. Sin embargo, lo importante es aceptar que con toda probabilidad estamos equivocados, que **debemos hablar más de la conciencia de ser que del conocimiento de la realidad**, de lo tangible. Hay que llevar a nuestra mente más allá de las estrellas –y ahora hablo en sentido figurado-, y no conformarse con las explicaciones que dan los científicos a las interrogantes del ser humano, quienes ignorando aún las dimensiones del universo, pretenden darnos todas las respuestas.

Elije tu realidad

Quien mira el paisaje se dará cuenta que es imposible que el paisaje sea meramente lo que está viendo.

La bilocación, es decir, la materia que puede estar en dos lugares al mismo tiempo, es estudiada hace tiempo en el ámbito de la ciencia. La teoría de los universos paralelos, origen de la "superposición cuántica" fue descrita de manera muy clara pero simbólica por Joe Dispenza en el documental "¿Y tú qué sabes?", en el que nos dice *que la Realidad es un número indeterminado de ondas que conviven en el espacio-tiempo como posibilidades, hasta que una se convierte en Real: eso será lo que vivimos.*

Así que debemos admitir que la física cuántica no es algo nuevo, pues se lleva aplicando desde tiempos inmemoriales, aunque sin que recibiera esta denominación. Actos como rezar de manera privada, exclusivamente mediante los pensamientos, son también una expresión de la energía cuántica, al quedar demostrado que las vibraciones de nuestro pensamiento traspasan nuestro cuerpo y se integran en el mundo que percibimos como real. Por ello, y merced al Principio de Resonancia, **si conseguimos que un organismo armónico entre en el campo de acción de un sistema caótico,**

desorganizado, este último se integrará en la armonía del primero. Referido entonces al ser humano, es fácil entender que nuestros deseos bien encauzados y firmes puedan influir en la decisión de otras personas cercanas a nuestra resonancia cuántica. Todo es cuestión de calidad en la resonancia y de que el comportamiento de la energía como onda pueda alcanzar un destino adecuado. También necesitaremos continuidad (no basta una sola acción), ritmo (proporciona estabilidad al deseo), e intensidad (la energía disponible). Cuando todos estos elementos se unen y confluyen en un solo sentido, el resultado puede ser la realización del deseo.

La intención promueve la creatividad, y ésta los nuevos logros; pero la intención debe convertirse en un hábito que cuando se repite se materializa. Como un herrero que a base de golpear, logra elaborar una espada.

Deseos

Sólo se conseguirá algo si antes se observa en la mente, pues un escaparate no es nada si nadie lo mira.

Una vez que hemos especificado nuestro sueño, nuestro deseo de vida, debemos delimitar los requisitos para se puedan materializar. El destino empezará entonces la serie de acontecimientos que deberán ir sincronizados para que se puedan lograr. En la medida en que esa serie de acontecimientos se vayan dando, así de cercano estará nuestro deseado logro final. Algunos hechos se repetirán insistentemente, lo que indica que las circunstancias deberán consolidarse para poder seguir adelante. Pero ¿qué ocurre si no se desencadena ninguno de estos acontecimientos? Posiblemente el sueño, el deseo, es un error y será necesario modificarlo cuanto antes.

También puede ocurrir que no tengamos un deseo de vida concreto, que estemos confusos en nuestras aspiraciones y conozcamos nuestras limitaciones. Sin embargo, de repente, hay algo que nos gusta más y otras cosas que ya nos aburren. Nuestra mente siente interés por algo nuevo o recuperamos una afición perdida. Los acontecimientos no parecen casuales y debemos estudiarlos. Si todo obedece a una causa ¿cómo saber la razón de los nuevos acontecimientos? Medite sobre todos los acontecimientos y verá que le conducen solamente a un punto.

No intente ser como alguien en concreto, ni siquiera como una persona feliz o triunfadora. Los arquetipos funcionan una sola vez, pues no hay dos seres iguales en el universo. Debe crear su propio arquetipo, algo único que le diferencie. **Los sueños de los otros nunca serán los suyos**. Eso no es posible.

En el supuesto de que nuestros deseos deban modificar la postura o forma de pensar de una persona en concreto, sea para realizar una relación afectiva o laboral, la resonancia se podrá realizar si ambas formas de energía van en el mismo sentido, si tienen cierta afinidad. Como un poderoso imán en busca de hierro al cual atraer, la energía cuántica efectuada por la mente buscará su afín, y si lo encuentra intentará fundirse, sincronizando una larga serie de reacciones, químicas y energéticas, que darán lugar a la fusión. Aunque no podemos llegar a crear universos ajenos, podemos influir en ellos, bien sea armonizando la energía desorganizada, intentando buscar una resonancia cuántica con otros elementos, o simplemente mediante la perseverancia en nuestra intención. Del mismo modo que **un simple goteo de agua puede llegar a horadar una sólida piedra si dispone de tiempo**, la intención humana continuada podrá modificar el entorno humano mediante la persistencia. Los más firmes defensores del poder de la visualización llegan a proponer que se puede obtener a través de ella casi todo lo que deseamos.

Tanta energía a partir de un pensamiento no parece posible si no tenemos en cuenta la energía cuántica y hasta ahora no ha sido admitido por la ciencia que la mente tenga poderes externos, aunque es fácil reconocer que internamente pueda generar malestar o mejorar nuestra salud. Esto se debe a que se admite la capacidad de efectuar cambios químicos a través de los impulsos nerviosos, pero estos cambios no podrían traspasar las fronteras físicas de nuestro propio cuerpo. Sin embargo, la mecánica cuántica y su compañera la física cuántica, han demostrado ya sin lugar a dudas que **la mente genera simplemente vibraciones, y estas pueden pasar sin problemas a través de la piel.**

El quantum es meramente la energía vibratoria que moviliza las partículas que poseen un tamaño miles de veces más pequeño que un átomo. Estas partículas se diseminan por el mundo externo y como energía que son llegan de forma sencilla a cualquier lugar. Por eso el pensamiento puede generar una nueva realidad ya que, a fin de cuentas, es una energía capaz de modificar la realidad que antes describíamos. Por eso, **si creemos que podemos, en realidad, podemos**.

A vueltas con la realidad

Más allá de nuestra percepción física existe un mundo en el cual no hay nada real. Por eso cada uno de nosotros ve y siente su entorno de modo diferente. No hay una realidad que deba ser asumida por todos, puesto que el concepto de "realidad" está sujeto al punto de vista de cada observador. Si miramos una montaña desde las alturas nos parecerá pequeña y sin vida; si lo hacemos desde el pie la observaremos grandiosa; si desde la cumbre la percibiremos muy alta; y si es de noche aterradora. Si excavamos en ella numerosas pequeñas criaturas saldrán al exterior y si hace frío un manto de nieve la hará parecer de color blanco, aunque su verdadero color estará oculto un poco más abajo. Para el ser humano escalar una alta montaña supone un reto, pero un animal solamente lo hará si necesita huir o ir en busca de comida. La belleza de una montaña nos inspirará, pero un derrumbe la hará maldita si aplasta a varias personas. También podrá albergar a dios o será la morada del demonio, según nuestras creencias, pudiendo constituir en ambos casos un mito difícil de concretar.

Todo es según el punto de vista desde el cual contemplemos esa montaña que tan real nos parecía a nuestros ojos.

No hay una realidad que deba ser asumida por todos, existiendo solamente la realidad que percibimos cada uno; por eso es difícil dar normas universales que sirvan para todos.

La felicidad

La psicología se empeña presuntuosamente en dar normas y pautas para alcanzar la felicidad, pero la sola intervención del psicólogo y sus creencias ya condiciona la respuesta del doliente. La psiquiatría va más allá en su presunción de conocer la complejidad de la mente humana, y se basa en el concepto erróneo de los pensamientos y las emociones como problemas químicos, recetando productos químicos que deberían restaurar las emociones alteradas.

Por eso deben poner un nombre a los datos que cuenta el enfermo, e ir a continuación en busca del remedio químico que se ha diseñado para este mal. Si no hay nombre –etiqueta- no puede encontrar el remedio. Ellos lo llaman "diagnóstico", pero realmente no han percibido apenas más de lo que el enfermo cuenta. Si existiera realmente una zona en nuestro cerebro donde se almacenarán las emociones, los sentimientos y las vivencias, seguro que alguno de sus aparatos exploradores ya la hubiera encontrado.

Además, ¿qué ocurre con toda la información acumulada en una persona a lo largo de su vida? ¿Se pierde al morir? La naturaleza no desperdicia nada, y busca siempre la transformación y el cambio, además de la utilidad.

Así que muy probablemente sea cierta la creencia de que el "alma" se separa del cuerpo en el momento de morir y se integra en el universo con toda la información acumulada. Aunque muy mística, esta elucubración parece más fiable que la creencia en la muerte orgánica sin sentido.

Ellos, los psiquiatras, emplean la química para modificar las sensaciones, pero esos medicamentos solamente cambian los recursos corporales y aturden al cerebro. Su apariencia hace creer que todo va mejor y que esa persona ha controlado ya sus sensaciones. Si el origen de la consulta estuvo en el miedo a la oscuridad, ningún medicamento puede tener tal precisión que llegue a todas las zonas del cuerpo y quien antes era miedoso ahora es atrevido. Tal ingenuidad, sin embargo, ha mantenido a cientos de psiquiatras bien alimentados.

La mente nunca puede enfermar al cuerpo, y es el cuerpo y sus sensaciones lo que provoca el desequilibrio de la mente. Nadie enferma de la mente cuando el cuerpo duerme o está anestesiado. El cuerpo es sensible, sin embargo, al mundo exterior, el cual con sus mensajes y circunstancias consigue desequilibrarlo con demasiada frecuencia, aunque normalmente la mente racional lograr mantenerlo bajo control día tras día. Cuando ello no es posible la conciencia se aturde, no entiende los mensajes del cuerpo pero aún así sigue intentando la estabilidad. Con el paso del tiempo esas dos partes, cuerpo y mente, entran en conflicto, se comportan como enemigos, y aparece la enfermedad psicosomática. En ocasiones, son las propias células las que no logran entender nada y como ovejas asustadas ante la presencia del lobo, se mueven de forma desordenada, se hacen daño a sí mismas y hasta se olvidan de su papel en el equilibrio orgánico. Aparece entonces un desorden general que desemboca en una enfermedad autoinmune o en cáncer.

La solución a estos desórdenes está en no pensar solamente en nosotros como individuos autosuficientes, sino en nuestra la pertenencia a una especie y al conjunto del universo. Estamos obligados a involucrarnos en el equilibrio general si queremos estar nosotros mismos en equilibrio. Puesto que todos nuestros actos van a afectar al resto de las especies y al mismo universo, como una reacción en cadena, nuestro pensamiento debe estar siempre dirigido a nuestra misión en la vida, no a nuestro exclusivo beneficio.

¿Dónde están los pensamientos?

Es cada vez más fácil separarse de la idea según la cual un mayor conocimiento de la química del cuerpo es la principal necesidad de nuestra época. Las investigaciones en este sentido, en lugar de clarificar, nos confunden aún más al demostrar que son muchas las sustancias químicas del cuerpo (de hecho, son miles) que influyen en los pensamientos, y que éstas se vienen produciendo según esquemas extraordinariamente complejos, que van y vienen a velocidades incontrolables, a veces, en una fracción de segundo. ¿Quién o qué controla este flujo continuo? Al llegar a este punto no podemos descartar la conexión mente-cuerpo.

Asegurar que el cuerpo se cura por sí solo empleando unas sustancias químicas, es como decir que un coche toma una curva gracias únicamente a las ruedas. Por supuesto, y además de otros muchos elementos, es necesaria la presencia de un conductor que sepa lo que está haciendo.

La mayoría de los científicos nos han dicho que tenemos un cerebro que piensa, decide, siente y almacena datos. Ya hemos insistido en que son demasiadas habilidades para tan pocas células. Bien, en realidad tenemos unos 100.000 millones de células cerebrales (neuronas), más o menos. Parecen muchas, pero si las comparamos con los billones (o trillones, según otros investigadores) de células corporales no son demasiadas.

Y ahora debemos pensar en toda la información que dicen almacena el cerebro. Verán, por una parte tenemos el ADN que contiene la información genética usada en el desarrollo y el funcionamiento del organismo, y la acumulación de datos que generación tras generación se han incorporado. Pero no solamente almacena los datos de nuestros ancestros, sino que también lo hace del exterior, del cosmos, y ahí sí que hay mucha información. Por tanto, no es posible que se acumulen tantos datos en tan poco espacio, así que vamos a encontrar otro lugar más amplio, y ese es el conjunto de todas nuestras células corporales. Pero aún así, no es suficiente. Tiene que existir un lugar donde tan basta información pueda estar disponible de forma ilimitada en el tiempo y el espacio. Es sencillo: en el exterior del cuerpo, en todo el universo.

En cada inspiración introducimos todos los datos y en cada espiración los cedemos, y así de manera continuada. Disponible para nosotros y todas las demás especies. Luego tenemos nuestra propia energía cuántica y su capacidad para traspasar la barrera sólida de nuestro cuerpo y fundirse con el exterior. Allí se establece el intercambio energético y como en una orquesta gigantesca, todos los elementos se unen para conseguir que el orden universal siga estable. Si hay un director de orquesta no lo sabemos, pero podemos referirnos a él como el Dios.

Lo que parece cierto es que el cerebro organiza las cosas del cuerpo. No es la mente, pero sí el organizador. Es el procesador, pero no el disco duro. Bastante trabajo tiene ya con controlar las funciones orgánicas, como para que tuviera también que almacenar la memoria y los sentimientos. Es una máquina extraordinaria, pero el conductor no está allí.

El reto que sugiero es encontrar la forma en la cual los pensamientos influyen en el cuerpo y de cómo la conciencia universal logra ponerse en comunicación con la conciencia interna. Aunque sabemos que cualquier enfermedad incluye un componente psicológico, no entendemos porqué afecta a unas zonas más que a otras, ni de cómo este cuerpo que piensa a través de las células, logra formar imágenes y almacenar recuerdos de forma tan precisa y compleja. Y es que un simple recuerdo, por ejemplo, un día soleado con una persona a la que amamos, no es algo sencillo, ya que incluye colores, brisa, texturas, piel, cabellos, temperatura externa, sudor y mil elementos más que configuraron ese día que tanto nos gusta recordar. Pero es que además lo recordamos con todo detalle y podemos ser capaces de describir todo cuanto ocurrió, vimos y hablamos aquel día. Y así con todos los miles, millones, de recuerdos que cualquier persona almacena en sus años de vida. ¿Y de qué están hechos los recuerdos? Si se almacenan deberían tener alguna consistencia, pero aunque miremos a una célula, sea neuronal o hepática, nada vemos relativo a los recuerdos. La única manera de explicarlo es empleando la física cuántica y su energía universal vibratoria, nunca con elementos sólidos, moléculas o reacciones químicas.

La conexión universal

Cuando dos partículas individuales se unen, la nueva partícula en que se han transformado posee la suma de su energía, además de la información.

Todas las personas somos como una nación, como una entidad viva con sus propias características, una etnia con su historia, y esto es así aunque vivamos en ciudades separadas, edificios diferentes, con personas diferentes. Un poco más allá, nos podemos ver como los ladrillos que componen los edificios o en las células corpóreas de las personas, o incluso en las moléculas y átomos que forman cada una de ellas. Es una cuestión de perspectiva.

Sin embargo, a pesar de los diferentes experimentos e intentos científicos, seguimos sin poder conectarnos mentalmente, telepáticamente, con nuestros semejantes. Si aparentemente estamos todos unidos en una misma y única mente o consciencia, deberíamos ser capaces de hablarnos simplemente con el pensamiento. Una explicación a esta imposibilidad podría ser que la conexión se realice continuamente, pero que no seamos conscientes de ella. Del mismo modo que nuestras células del pie se comunican con las del corazón –por ejemplo-, de forma continuada sin que tengamos conciencia de que esta conexión se realiza, **nuestra limitada mente racional nos impide percibir que estamos conectados con otras mentes**. Es como si nunca hubiéramos salido de nuestra casa para conocer el mundo.

Ahora bien, si hablamos de la consciencia colectiva como una fuente de información presente en el universo, a ella es fácil llegar al existir una cohesión. La energía cuántica que esta mente universal posee es tan intensa que resulta fácil acceder a ella, al menos para una mente entrenada.

No menos sugestiva es la probabilidad, al menos con las evidencias que tenemos hoy, que cuando hablamos sobre la consciencia estamos hablando de una "propiedad" o de un proceso que nosotros, los seres humanos, compartimos, por lo menos en cierto grado, con todos los otros miembros del reino animal. Así, estableciendo grados de calidad y complejidad, podemos admitir que, en cierto sentido, **todos los animales pertenecen a la consciencia universal**, y disponen de cierto libre albedrío. De ser cierto, tendríamos que considerar la posibilidad de que el resto de los seres vivos e incluso los inanimados como piedras o pedazos de madera (por no hablar de electrones), deben ser incluidos en el grupo de seres conscientes de la naturaleza.

Que las montañas tengan alma, que el mar se enfurezca periódicamente o que las partículas del polvo posean una vida interior, sería reconocer algo que las civilizaciones más antiguas daban por cierto. Así cerraríamos el concepto de universo.

Este razonamiento sobre la mente colectiva nos plantea la posibilidad de que la información sobre nuestras vidas no esté solamente en nuestras células, sino que también forme parte de la información externa, de la memoria colectiva. Si nosotros nos podemos aprovechar de los millones de años de evolución, y de que esos millones de pensamientos generados hasta entonces puedan integrarse en nuestro complejo organismo, razonablemente nuestra memoria dispondrá de una fuente de información casi infinita. Además, nuestros propios pensamientos también serán cedidos al exterior, a otros seres humanos.

Así que, en realidad, nuestro sobrevalorado cerebro en es solamente un eficaz procesador que activa cada una de los cien mil millones de células nerviosas (neuronas) que tenemos, y mantiene conexiones entre ellas y posiblemente con el exterior. Pero este trabajo solamente lo puede realizar si las neuronas logran intercambiar correctamente la información procedente del resto nuestras células.

¿Qué permite entonces el intercambio con la información exterior? ¿Cómo se filtra toda esa información? A través del inmenso universo celular. **Somos una parte ínfima de un todo, pero tan indispensables para el orden universal como cualquiera de los otros organismos.**

Cuando el ser humano se distancia de los animales, las plantas y de su propia especie, poniendo barreras físicas y especialmente mentales, se desvincula del mundo al cual pertenece y una larga cadena de enfermedades le acompañará toda su existencia.

Conciencia y cerebro

La materia de la cual estamos compuestos se renueva totalmente cada siete años. Cualquier átomo que tuvimos antes ya no está. Entonces, ¿qué tipo de consciencia tenemos ahora? ¿Pertenecemos siempre al pasado?

Hoy la mayoría de los científicos hablan de la *conciencia* como algo ligado al cerebro. Además, se admite que los daños y perjuicios provocados en otros órganos del cuerpo puedan causar perturbaciones en la conciencia, lo mismo que un golpe violento en la cabeza casi siempre provoca aturdimiento o desmayo, exactamente como lo hacen las drogas. Por consiguiente, se admite que la conciencia está ligada al estado físico del cerebro, aunque la naturaleza exacta de esta conexión todavía es uno de los grandes misterios, tanto de la ciencia como de la filosofía. Se especula que la conciencia no es algo que simplemente aparece, surge y se perfecciona, como una propiedad básica de los componentes de la materia entera. Es un estado o percepción ligada a la vida misma.

La *conciencia* le permitió al ser humano darse cuenta de sí mismo, pero pronto se desvinculó de la *consciencia* como parte de un todo.

Nosotros somos todos polvo de estrellas y tenemos los mismos átomos de hidrógeno que les dieron origen, por lo cual **lo que entendemos como consciencia ya está en nosotros desde el mismo instante de ser concebidos**. De ese polvo estelar nacieron la mente y el cuerpo, dos elementos de un mismo proceso global que permanecen sólidamente unidos.

La conciencia es la zona anímica de nuestro organismo que se forma mediante las sensaciones, los pensamientos y los sentimientos que se experimentan a lo largo de nuestra vida. Con ella entendemos el ambiente que nos rodea y nuestro propio mundo interno, pero solamente traspasando nuestro cuerpo físico para incorporarnos a la *consciencia* universal podremos encontrar respuestas y felicidad. Cuando nuestros parlamentarios políticos se reúnen a puerta cerrada en los recintos del Congreso, se desvinculan del pueblo al cual se deben. Solamente escuchan ya sus propias voces y deseos. Se han desconectado del todo. Esto se debe a que al ser humano le es más fácil interiorizarse que exteriorizarse, desvinculándose de la consciencia, y por eso las terapias mentales de recrearse en uno mismo son un error. Necesitamos meditar con los ojos abiertos, evitando pensar en lo que sucede en nuestra reducida mente interna. **No podemos aprender jugando al ajedrez con nosotros mismos**.

La consciencia nos hace percibir que somos organismos individuales pero vinculados, que en realidad formamos parte de un inmenso orden cósmico, de un todo al que las religiones denominan Dios. Rescatar toda esta información cósmica no es difícil, y de hecho lo hacemos continuamente sin percibirlo.

Nunca hasta el día de hoy la Humanidad ha sido más consciente de su pertenencia a un infinito universo y esta nueva sabiduría le ha permitido desarrollar materias tan apasionantes como la metafísica y la física cuántica. Solamente la antigua y errónea creencia de que todos los datos estaban almacenados en alguna zona de nuestro cerebro fue la causa de la ignorancia anterior, al reducirlo todo a un intercambio entre las neuronas y el resto de las células.

Los dualistas alegan que la mente y el cuerpo son cosas muy diferentes y que la mente es necesariamente incorporal, un "algo" etéreo que llega a nosotros de algún lugar y que y vive temporalmente dentro o cerca del cuerpo. Pero hay otras tendencias más científicas que alegan que la mente, o conciencia, deben tener alguna explicación física. La fuente debe localizarse en alguna parte del cuerpo, aunque el lugar exacto dónde se cree que está ha variado considerablemente a lo largo del tiempo.

El filósofo griego Epicurus el Viejo creía que había un alma extendida por el cuerpo, responsable tanto para la conciencia como para la vitalidad en general, aunque muchos otros griegos pensaban que el corazón o los pulmones eran la fuente de esas cosas. Otras suposiciones decían que la conciencia permitía el funcionamiento del hígado o que vivía en la sangre. Según los filósofos hindúes, se concentra en los chacras, localizados a lo largo de la línea central del cuerpo, y que se podían dominar a través del yoga y la meditación.

Nuestra mente conoce la intención de las acciones ajenas

La teoría cuántica de que el cerebro canaliza toda la información de las células corporales, emitiendo y captando las ondas vibratorias de los pensamientos, ha encontrado su confirmación gracias a unos neurocientíficos de California que han verificado lo que hasta ahora era una hipótesis: que no solamente percibimos las actividades de los otros, sino también la intención que los motiva a hacerlas. Han comprobado que las áreas del cerebro donde se encuentran las *neuronas espejo*, que se activan durante la ejecución y observación de una acción, también añaden intenciones a las acciones presentadas en un contexto. Hasta ahora, se pensaba que este tipo de neuronas sólo estaban implicadas en el reconocimiento de acciones, no en su interpretación. Ahora sabemos que poseen la facultad, desconocida hasta hace poco para una neurona, de descargar impulsos tanto cuando el sujeto observa a otro realizar un movimiento, como cuando es el mismo sujeto quien lo hace.

Estas neuronas espejo forman parte de un sistema de percepción y de ejecución cerebral que activa las regiones específicas de nuestra corteza motora, como cuando vemos que se mueve una mano u otra parte del cuerpo de otra persona, dándonos la impresión de que nosotros mismos también nos moviéramos aunque no lo hagamos.

Gracias a ellas, entre otros factores, se producen los procesos de identificación esenciales para que los padres y cuidadores pasen sus caracteres a los niños, al mismo tiempo que los movimientos de los lactantes son registrados por sus cuidadores, hasta el punto de sentirlos como suyos.

Sin embargo, el descubrimiento de las neuronas espejo va más allá y se especula en que el movimiento de otro, al ser observado, genera un movimiento igual en el observador, e incluso que podamos intuir las intenciones de otros. Si ello es cierto, y admitiendo que se pueden ejercitar, podríamos encontrar la respuesta a los sentimientos de empatía de muchas personas.

Este descubrimiento sobre las neuronas espejo nos lleva a que **predecir las intenciones ajenas puede ser fácil mediante un simple cálculo de probabilidades**, aunque intuirlo va mucho más allá, ya que nos encontramos con una conexión cuántica entre ambas mentes. Esta conexión no es un fenómeno extraño, ya que sabemos de muchas personas que deciden al mismo tiempo la misma opción sin comunicación previa, y de otras que pensaban en ellos justo un minuto antes de establecerse la comunicación telefónica.

De un modo similar, **el movimiento ondulatorio intenta siempre establecer contacto con otras ondas afines,** pero también lo hace simplemente en busca de su complemento o para estabilizarse a sí misma o estabilizar otras ondas. Este es el comportamiento grupal primitivo, en el cual **la labor de**

"ser útil" está presente en todos los seres vivos desde que nacen, y cuando nos apartan o no nos integramos, el desequilibrio puede ocasionar el caos vibratorio, la enfermedad.

CAPÍTULO 10

PENSAMIENTOS Y VEJEZ

De acuerdo con la visión clásica de la medicina, el crecimiento en un ser joven proporciona la estructura física necesaria para unas funciones cerebrales adecuadas.

En un cerebro saludable, con el paso de los años hay una multiplicación intensificada de dendritas (los terminales de las neuronas que están implicadas en la recepción de los estímulos), ya que la sabiduría va en aumento con el tiempo. Por eso, la madurez es un período de la vida en que el mundo es percibido en su totalidad, es decir que se establece una mejor conexión entre el interior orgánico y el exterior.

Esto nos lleva al convencimiento de que, aunque una célula cerebral genere pensamientos, pues a fin de cuentas es también una célula, también es verdad que el pensamiento genera nuevas células nerviosas. En el caso de las dendritas nuevas, son los hábitos del pensamiento, del recuerdo y la actividad mental los que generan nuevos tejidos. Y éste no es un descubrimiento aislado. En cuanto la medicina cuántica demostró que no hay vejez, sino cambios, se cambió la idea de que la vejez va unida al deterioro.

Si una persona ejercita el cuerpo, su musculatura se mantendrá fuerte y su vitalidad permanecerá intacta a lo largo de su vida, aunque disminuya algo su capacidad de resistencia. Sus células musculares, los miocitos, solamente tenderán a la inmolación (apoptosis) cuando estén dañadas y necesiten renovarse.

Aún así, las nuevas células tenderán a mantener el equilibrio anterior a su deterioro. Asimismo, el corazón humano cambia con la edad, perdiendo de su elasticidad, bombeando menos volumen de sangre por latido, pero las enfermedades del corazón y el endurecimiento de las arterias, fenómenos considerados absolutamente normales con el avance de la edad hace tan sólo unas décadas, parecen hoy evitables, siempre y cuando la dieta y el estilo de vida sean los correctos.

Lo que se pretende es un cambio orgánico reversible, hacia el estado anterior al deterioro celular, y esto implica el concurso de la mente.

Lo que hace interesante la teoría antienvejecimiento (léase MEDICINA ANTIENVEJECIMIENTO de Ediciones Masters) es que no solamente se trata de un proceso orgánico, sino que debe ser la unión entre el comportamiento de la conciencia y la vida saludable. Así que un psicólogo debería qué parte del estado emocional de su paciente le interesa más, si sus actitudes, sus creencias más profundas o las sensaciones corporales.

Las emociones quedan clasificadas en 6 categorías reactivas y sus consecuencias:

• MIEDO: Anticipación de una amenaza o peligro que produce ansiedad, incertidumbre, inseguridad.
Beneficio: Nos impulsa a protegernos.
Daño: Impide afrontar el problema.

• SORPRESA: Sobresalto, asombro, desconcierto. Es muy transitoria.
Beneficio: Ayuda a orientarnos frente a la nueva situación.
Daño: Nos aturde.

• AVERSIÓN: Disgusto, asco, repulsa. Solemos alejarnos del objeto que nos produce aversión.
Beneficio: Nos permite seleccionar lo conveniente.
Daño: Somos poco objetivos en la valoración.

• IRA: Rabia, enojo, resentimiento, furia, irritabilidad.
Beneficio: Nos lleva al cambio rápido.
Daño: Nos induce hacia la destrucción ajena o propia.

• ALEGRÍA: Diversión, euforia, sensación de bienestar, de seguridad.
Beneficio: Nos induce a repetir el hecho.
Daño: Nos mitiga la sensación de alerta.

• TRISTEZA: Pena, soledad, pesimismo.
Beneficio: Nos motiva hacia una nueva reintegración personal.
Daño: Nos hace replegarnos y no luchar.

La ira, el odio, la agresividad, son sensaciones que se asientan pasajeramente y que solamente la voluntad las reaviva. **Decir "te querré siempre", es tan ingenuo como asegurar "no te lo perdonaré nunca".** Con el paso del tiempo su mente seguirá intentando reafirmar estas promesas realizadas a usted mismo, pero esas promesas no son asumidas por sus nuevas moléculas y comenzará un conflicto.

Estas emociones sirven para establecer nuestra posición con respecto a nuestro entorno, impulsándonos hacia ciertas personas, objetos, acciones, ideas y alejándonos de otras. Las emociones actúan también como almacén de influencias innatas y aprendidas, poseyendo ciertas características invariables y otras que muestran cierta variación entre individuos, grupos y culturas. En la manifestación de todas ellas hay alteraciones químicas orgánicas, algunas paradójicamente similares como son las lágrimas de la felicidad y la tristeza, el rubor de la timidez y el de la agresividad, o el nerviosismo del primer encuentro y el miedo. Tan iguales en la manifestación física que nos parece imposible que la mente no logre controlarlas.

Las situaciones habituales de la vida, como el trabajo, el clima, el ocio y la relación social, determinan que relacionemos una situación con una emoción corporal, como por ejemplo cuando nos quedamos encerrados en un ascensor. A partir de entonces, la palabra o el objeto "ascensor" irá unido a una emoción desagradable. Si no se interrumpe esa asociación, ese anclaje, nuestra mente podría relacionar ese pensamiento-objeto con esa emoción y reforzar esa conexión, conocida en el ámbito de la psicología como "fobia" o "miedo". Esta alteración habría quedado anclada en todas nuestras células.

Cuando recurrimos a un medicamento para disminuir o evitar esta fobia, estamos intentando engañar o distraer la memoria intrínseca de las células más afectadas. Este engaño, no obstante, y aunque proporciona resultados corporales visibles, no cambia nuestra percepción que es la suma de un proceso mental y una sensación física.

Cuando realizamos una terapia de meditación parece que estamos efectuando un proceso de liberación, de soltar y desprendernos, pero al mismo tiempo sustituimos el anclaje

213

anterior por otro que no siempre nos proporciona tranquilidad. Es como enamorarnos de nuevo después de una mala relación anterior. Si no cambiamos nuestra percepción y vemos que no todo fue malo, tarde o temprano pasaremos nuestras angustias a la nueva pareja.

Las emociones negativas, en especial cuando se sienten con fuerza, pueden trastornar las funciones glandulares y hormonales, las cuales, a su vez, alterarán los pensamientos. Este negativismo continuado tiene un efecto insidioso sobre la claridad mental, bloqueando las señales externas que nos aseguran que **nada es tan grave como nos parece.** La falta de objetividad desaparece y da lugar a una insistencia en los detalles que nos condujeron a la infelicidad, destruyendo poco a poco la felicidad de una persona sin que ella se dé cuenta.

Deberíamos recordar que cuando experimentamos sentimientos de odio hacia alguien, en realidad somos nosotros quienes más sufrimos; que **la ira corroe más las entrañas del airado que al objeto de ella**; que **la envidia nunca encuentra saciedad**; y que el rencor puede perpetuarse mientras que la persona causante de él habrá conseguido rehacer su vida. Porque, de acuerdo con la ley de causalidad mental, todo pensamiento es una acción y toda acción tiene una reacción, y una cosa es cierta: albergando pensamientos de animosidad no mejoraremos las relaciones con alguien, ni resolveremos ninguna diferencia.

Para poder tranquilizar nuestros ánimos, hemos de empezar por acabar con ese tirano interiorizado que censura todos nuestros actos y que fomenta la inseguridad y el miedo; esa moral que determina lo bueno y lo malo, como un juez que condena a los que se salen fuera de lo previsible y lo correcto, que promete castigos, menosprecio y marginación a los que no reconocen lo que parece establecido.

Aunque aparentemente no hay diferencias "emocionales" en las diferentes células que componen el cuerpo humano, cada una conserva su propia personalidad y son afectadas de modo diferente. Diminutas y sensibles, da igual que estén situadas en el hígado, en el corazón o en el riñón, pues todas poseen la misma información, pero a su manera. Al ser nuestra inteligencia la suma global de todas ellas, nuestras emociones también las afectarán en su conjunto, aunque la reacción será distinta en cada parte del cuerpo.

El impulso nervioso de la preocupación, por poner un ejemplo, puede degenerar ocasionando una úlcera en el estómago, en el colon un espasmo, o en la mente una obsesión que luego generará otras enfermedades; pero el origen sigue siendo la preocupación. Cuando se consolida, cada célula lo recuerda en cualquier momento. Puede que con el tiempo nos olvidemos de esa preocupación, pero cuando la sensación vuelve a surgir en la memoria, parece que se apodera del cuerpo entero, prueba inequívoca de que ya se había instaurado en nuestra memoria celular.

Esto ocurre porque cada vez que llegan nuevos datos, sean del exterior o de nuestro propio ser orgánico, se van almacenando en determinadas células corporales, como si tuvieran una apetencia por los distintos órganos. Esto determinará la vitalidad y la salud de esa zona, en función de que los pensamientos sean correctos o no. Por lo tanto, si conseguimos saber qué tipo de sentimiento se almacena en cada zona corporal, podríamos curarla actuando sobre los sentimientos.

Así, y por poner algunos ejemplos, vemos que:

El **miedo** afecta a la vejiga y su opositor es la **valentía**
La **tristeza** daña al hígado y requiere **alegría**
La **agresividad** se centra en los genitales y pide **templanza**
El **desamor** nos destroza el corazón y solamente con **amor** se cura
La **impulsividad** aumenta la tensión arterial y necesita **serenidad**
El **nerviosismo** altera a la glándula tiroides y requiere **tranquilidad**
La **rabia** congestiona la vesícula biliar y necesita **condescendencia**
Rechazar perjudica al estómago y se cura con la **aceptación**
El **egocentrismo** nos deja con la vista débil y requiere **empatía**
La **ansiedad** corta la respiración y necesitamos **objetividad**
La **rigidez de pensamiento** descontrola la columna y pide tener **visión amplia**

La **exigencia** ocasionará dolor lumbar y debemos establecer **prioridades**

La **insatisfacción** nos dejará con el pelo débil y se cura buscando la **plenitud** espiritual

Una **actividad** intensa nos ocasiona debilidad en el intestino delgado, necesitando **descanso**

El **histerismo** afecta a la circulación venosa y se cura con el **control** del pensamiento

La **introversión** perjudica al sistema linfático y requiere ser **extrovertido**

Finalmente, el **estrés** afecta especialmente a los dientes y se mitiga con **organización**.

Pensamientos destructores

No existe nada bueno ni malo; es el pensamiento humano el que lo hace aparecer así.

Cuando mencionamos hechos bien fundamentados que han ocasionado sensaciones físicas en primer lugar y posteriormente modificaciones en los sentimientos, solemos hablar esencialmente de "cómo nos han afectado", cómo nos sentimos psíquicamente ahora a causa de aquellos hechos físicos. Pero el procedimiento curativo debería ser al revés, ya que las sensaciones físicas son más fáciles de controlar, especialmente porque disponemos de numerosos recursos farmacológicos e incluso naturales o terapias físicas (meditación, relajación...) que nos ayudarán. **Los hechos conocidos son siempre modificables si cambiamos nuestra perspectiva sobre ellos** y el tiempo es el mejor aliado para ello.

A través de nuestras creencias condicionadas nos hacemos un modelo de lo que debería ser el comportamiento de los demás en relación a nosotros, exigiendo que actúen siempre bajo nuestro prisma y deseos.

Hay en esto una proyección para la realización de nuestras necesidades a través de los demás, lo que convierte a las personas cercanas en otorgadores de beneficios. El conflicto, por tanto, surge cuando no nos otorgan aquello que necesitamos.

El modelo de lo que creemos acerca del mundo y las personas, se construye desde lo que sentimos en nuestro interior y en nuestras ideas, y cada información que recibimos del exterior se procesa desde las experiencias que hemos tenido, y nuestra respuesta emocional dependerá de lo almacenado en la memoria. Por eso, los malos recuerdos nos impulsan a caer en los mismos errores.

La mente crea esas redes sentimentales a partir de la memoria que se ha generado mediante las ideas, sentimientos, emociones y sensaciones físicas. A su vez, cada asociación de ideas o hechos genera un pensamiento o recuerdo en forma de conexión neuronal, que desemboca en recuerdos. A una sensación o emoción similar, reaparecerá ese recuerdo en forma de idea o pensamiento. Por eso hay gente que conecta "amor" con "decepción" o "engaño", así que cuando vaya a sentir amor, la red neuronal conectará con la emoción correspondiente a cómo se sintió la última vez que lo sintió: ira, dolor, rabia, etc. Si no evitamos esa asociación, esa determinada respuesta emocional, la conexión sináptica se refuerza y será muy difícil eliminarla en un futuro. Se habrá desencadenado eso que la psicología denominada como "trauma" o "fobia", que no son otra cosa que anclajes perturbadores. El error sería afianzarlos aún más mediante la repetición de los hechos que condujeron a ello.

Sin embargo, cuando aprendemos a observar nuestras reacciones y no actuamos de manera automática, ese modelo se rompe. Así pues, aprender a ver esas asociaciones es la mejor manera de evitar que se repitan: la llave es la consciencia proyectada hacia el exterior.

Por eso no son adecuadas las terapias comunicativas que se realizan en un cuarto pequeño, sin luz exterior, en donde la persona parece encontrarse sin libertad, desvalido. Imaginen esa misma terapia en un parque florido, con la gente disfrutando de la vida a nuestro alrededor, y que mientras hablamos contemplamos ese mundo, buscando sin saberlo el cobijo del universo cuántico.

La razón para que se establezcan los pensamientos destructores, es que nuestras sensaciones físicas y nuestros pensamientos (emociones, creencias), desencadenan reacciones químicas que son procesadas por el cerebro. Normalmente todo está bajo control y los impulsos nerviosos llegan a todo el cuerpo de forma óptima. Pero si las sensaciones son muy intensas (dolor) o las emociones perturbadoras, **el cerebro modifica sus impulsos nerviosos sedando o estimulando los diferentes órganos y sistemas, buscando el equilibrio**. De no lograrse, se desencadena la enfermedad. Llegado a un punto de tensión, las sensaciones corporales dominan y ofuscan a los sentimientos, y ambos dificultan la labor del cerebro y su intento por estabilizar las vibraciones energéticas. Con el paso del tiempo, el cuerpo se adueña de la situación, impone su ley y de no hacerle caso alterará todas las conexiones neuronales, como si fuera un cortocircuito y poco a poco desencadenará enfermedades, al principio funcionales, luego tisulares y, finalmente, celulares.

El problema es que **no sentimos como queremos, sino como percibimos**, y pedir que nuestra conciencia o mente racional tome siempre el control de nuestras sensaciones no es posible. Las señales corporales nos indican el camino de nuestra felicidad y cuando este camino es erróneo debemos pedir ayuda a la consciencia exterior, mucho más poderosa y sabia que aquella que alberga en nuestro interior.

La meditación y el bloqueo intenso de los pensamientos destructores, es una labor mucho más saludable y eficaz que tomar un fármaco para sentir de modo diferente o, según sus vendedores, mejor. Anulando la sensación de un dolor de cabeza no curamos la causa, y la carencia de energía cuántica seguirá su curso en busca de una zona del cuerpo más débil que pueda ser perturbada. Cuando cerramos una puerta para no oír el fuerte sonido externo no eliminamos el sonido. Sigue presente, aunque no lo percibamos, en busca de nuevos huecos donde colarse. Del mismo modo, los recuerdos destructores pueden corroer nuestros sentidos, especialmente cuando hay odio, rencor y envidias. Esta trilogía es con seguridad los peores sentimientos que albergan los seres humanos, sentimientos que no se encuentran en ninguna otra especie. Junto a ellos, la imaginación perversa puede ser incluso más destructora al no existir ningún freno.

Todo puede darse en nuestra mente si queremos que se dé. Creamos nuestras emociones y demonios simplemente con el deseo de que ello sea sí, como si fuera una inmolación.

Cuando alguien minimiza la importancia de los hechos que nos mortifican, nos enfadamos y buscamos su apoyo incondicional, ya que solamente a través de la insistencia en esos pensamientos destructores parecemos encontrar consuelo.

En conclusión, podemos afirmar que lo bueno es aquello que va en favor de nuestra supervivencia tanto individual como colectiva, y que esto es así por una mera cuestión evolutiva: si no fuera de esta forma nosotros no existiríamos. Es la única forma en que podemos aparecer en la naturaleza.

Los actos que denominamos como reprobables lo son siempre bajo nuestro punto de vista y casi siempre referidos a terceros. Los consideramos así cuando dañan la felicidad o la salud de otros. Si de esta conclusión eliminamos el concepto de moral, nos encontraremos simplemente con actos que generan a su vez consecuencias hacia otras personas.

En la ley universal no existe el "derecho" a hacer daño, sino el acto en sí mismo, sin justificación. Pero cuando provocamos daño deliberado la conciencia universal nos da un toque de atención, pues ese acto está alterando el equilibrio y generará a su vez una larga serie de consecuencias. Llegado a este punto, se establece una confrontación anímica entre nuestro yo y la consciencia universal; uno justificando el acto y otro refiriendo las consecuencias. En ese momento es como si existieran dos personas dispares, cada una juzgando según su sabiduría, aunque la consciencia universal siempre tiene razón. En ella están presentes millones de años de evolución, millones de experiencias y millones de actos.

Nuestros actos son como las cuerdas de una guitarra. Seis en total, pero todas vibrando armónicamente para que exista un buen resultado. Cuando una de ellas se desafina y aunque las otras cinco permanezcan bien afinadas, el resultado es malo; el acorde suena mal y tanto el ejecutante como el oyente sentirán una sensación desagradable. La cuerda desafinada ocasiona una falta de resonancia, al mismo tiempo que entorpece la vibración correcta, elementos ambos imprescindibles para el desarrollo de la energía cuántica. Y eso mismo es lo que ocurre con nuestras acciones incorrectas, con aquello que resulta perjudicial para los demás.

Como un efecto cascada, una pequeña distorsión en nuestros actos afectará a muchos elementos y personas, ocasionando posteriormente una defensa de la consciencia universal que intentará corregir nuestro error, quizá haciéndonos pagar por ello.

Malos hábitos del pensamiento

No conocemos lo verdadero si ignoramos la causa.

La mente puede enfermar al cuerpo, pero es más fácil que sea el cuerpo y sus sensaciones lo que provoque el desequilibrio de la mente. Nadie enferma de la mente cuando el cuerpo duerme o está anestesiado. Cuando hablamos de enfermedad psicosomática nos referimos a un conflicto creado por un proceso mental intenso y perturbador, tal y como ocurre con el cáncer o las enfermedades autoinmunes. No obstante, la génesis no estuvo en la mente, sino en las anteriores sensaciones corporales incontroladas que ocasionaron la falta de armonía mental.

El cuerpo es sensible al mundo exterior, el cual con sus mensajes y circunstancias consigue desequilibrarlo con demasiada frecuencia, aunque normalmente la mente racional lograr mantenerlo bajo control día tras día.

Cuando ello no es posible la conciencia se aturde, no entiende los mensajes del cuerpo, pero aún así sigue intentando la estabilidad. Con el paso del tiempo esas dos partes, cuerpo y mente, entran en conflicto, se comportan como enemigos, y aparece la enfermedad psicosomática. En ocasiones son las propias células las que no logran entender nada y como ovejas asustadas ante la presencia del lobo, se mueven de forma desordenada, se hacen daño a sí mismas y hasta se olvidan de su papel en el equilibrio orgánico. Aparece entonces un desorden general que desemboca en una enfermedad.

La solución a estos desórdenes está en no pensar solamente en nosotros como individuos autosuficientes, sino en nuestra pertenencia a una especie y al conjunto del universo. **Estamos**

obligados a involucrarnos en el equilibrio general si queremos estar nosotros mismos en equilibrio. Puesto que todos nuestros actos van a afectar al resto de las especies y al mismo universo, como una reacción en cadena, nuestro pensamiento debe estar siempre dirigido a nuestra misión en la vida, no a nuestro exclusivo beneficio.

El proceso neurótico se inicia cuando las necesidades básicas no son satisfechas durante un tiempo, y nos estamos refiriendo a las necesidades corporales y las de integración. Un recién nacido no sabe que tiene que ser cogido en brazos cuando llora o que no debe ser destetado demasiado pronto.
Al principio hará todo lo posible para satisfacer sus necesidades, entre ellas la pertenencia al mundo externo.
Llorará y pataleará para que se atiendan sus necesidades, para sentirse parte integrante, pero si estas continúan sin ser satisfechas, o bien sufrirá un dolor continuo hasta que sus padres las satisfagan o se apartará de su dolor desconectándose de su necesidad. Esta separación de sí mismo, de sus necesidades y sentimientos, es una maniobra instintiva para evitar un dolor excesivo. Esto no significa sin embargo que las necesidades no satisfechas desaparezcan, sino que por el contrario, continúan de por vida presionando inconscientemente, pero constantemente.
En este proceso, el individuo aprende a perseguir algún tipo de satisfacción sustitutoria. Un niño que es destetado muy pronto y que pierde por tanto la conexión física y cuántica con su madre, aprende cómo desviar y canalizar sus necesidades reales hacia otras personas simbólicas. Cuando sea adulto puede que no sienta la necesidad de chupar del pezón de su madre, pero puede ser un empedernido fumador.

CAPÍTULO 11

MEDICINA ORTODOXA
VS. CUÁNTICA

La conciencia es una fuerza infravalorada y se cree que es una aptitud mental, una conexión voluntaria con alguna zona de nuestro intelecto. Solemos descuidar la percepción interior y nos olvidamos de su verdadero poder, aunque estemos pasando por las fases más penosas de una crisis. Esto vale también para curaciones milagrosas de las que nos previenen los recetadores de productos químicos, celosos de que algo nuevo y desconocido les haga sombra y les quite clientes. Por que ese es el origen de la animadversión de la medicina química hacia las terapias naturales: los celos profesionales y el deseo de ser ellos los únicos que puedan curar, y ganar prestigio y dinero, mucho dinero. "Ya hay bastantes médicos en el mundo como para que ahora lleguen los de la medicina natural a decirnos cómo debemos curar" –parecen decir.

Los psicólogos, a su vez, también insisten en que no acudamos a charlatanes que nos aseguran curarnos rápidamente de nuestras fobias o miedos, insistiendo en que las anomalías mentales deben ser curadas por expertos titulados en sus universidades. Pero es que parten de un error básico que hace a su profesión inaceptable: hablan de enfermedades mentales, cuando solamente hay peculiaridades de la personalidad, cada cual con la suya.

Establecen un patrón de lo que es "normal" y todo aquello que no sea normal, entendiendo como lo habitual, es considerado una patología a corregir. La diferencia se contempla como anomalía.
Un comentario significativo es: **Hay tantas alteraciones mentales registradas que resulta prácticamente imposible que no te encuadren en una de ellas.** Si no es en una, será en otra, todas necesitadas de tratamiento.

Como ciencia, la psicología registra las interacciones de la personalidad en sus tres dimensiones: cognitiva, afectiva y comportamiento, a las que se pueden sumar las dimensiones moral, social y espiritual (creencias místicas) de la experiencia humana.

Estudian básicamente la mente, según ellos el resultado de la actividad del cerebro, en un intento no demostrable de localizar la actividad pensante del individuo en regiones concretas, tales como el hipocampo. Así justifican la utilización de fármacos que ceden o estimulan sustancias químicas que cambiarán nuestros pensamientos, olvidando que todo nuestro organismo es el almacén de las emociones, sensaciones y sentimientos, no una determinada zona corporal. Es en los millones de células que componen el ser humano donde están distribuidos todos nuestros pensamientos. Esta es la mente real.

Cuando algún grupo de células queda alterado, por enfermedad física o influencia del entorno, nuestro intelecto, el consciente o el inconsciente, produce una desarmonía en su energía vibratoria, lo cual, a su vez, genera problemas físicos en las diferentes zonas corporales.

Para restablecer este desequilibrio vibratorio se puede utilizar otra vibración de distinto calibre o intensidad, así como ejercicios corporales que dejen en suspenso este fenómeno, al menos hasta que el organismo encuentre de nuevo su equilibrio. También existen remedios naturales que logran este efecto, como la homeopatía, las sales de Schüssler o las flores de Bach. La frecuencia vibratoria emitida por estos remedios, logran estabilizar en la mayoría de los casos las molestias psicológicas.

No obstante, todos nosotros poseemos una conciencia y lo que denominamos milagros posiblemente sean extensiones de nuestras habilidades o una conexión con la energía externa. Ese sería un hecho importante en el restablecimiento de la salud, aunque diariamente nuestro propio organismo realiza millones de pequeños milagros para mantenernos con vida y salud. El proceso de curación y reparación es, sin lugar a dudas, tan complejo que la medicina apenas sabe explicarlo y sus intentos por imitarlo están condenados al fracaso. Demasiados elementos, entre ellos la mente, intervienen juntos como para que pueda existir un fármaco que realice la misma función. No obstante, una planta medicinal quizá sí pueda imitar la labor del propio cuerpo, pues, a fin de cuentas, se trata de un elemento orgánico con vida propia.

Aparentemente, los pacientes que logran vencer una enfermedad han aprendido a estimular el poder curativo, tal y como sucede con los niños pequeños que desarrollan poco a poco un sistema defensivo óptimo a base de ponerse en contacto con los microorganismos patógenos.

Tal vez esto es lo que denominamos como curación cuántica, un proceso natural que moviliza las vibraciones en busca de zonas corporales desajustadas. La medicina moderna no sabe aún reproducir estas curaciones, quizá por que no utiliza las vibraciones cuánticas, ya que hasta la fecha ninguna curación debida a la ingestión de drogas o la intervención quirúrgica ha sido tan precisa, ni tan sutilmente cronometrada, ni tan hermosamente coordinada, ni tan benigna y libre de efectos secundarios, ni tan útil como la propia.

Esta peculiar capacidad nace en el nivel más hondo que pueda alcanzarse. Si supiéramos qué ocurre en las células cerebrales cuando logran coordinar y motivar el cuerpo de esa forma, conoceríamos y controlaríamos la unidad básica del proceso curativo. Pero, de momento, la medicina no ha dado ese salto cuántico y la palabra quantum continúa sin tener aplicaciones clínicas. Teniendo en cuenta que la física cuántica trabaja con aceleradores de partículas ultrarrápidos, podríamos imaginar que la curación cuántica habrá de echar mano de radioisótopos o rayos X, pero esto significaría que nuestros científicos no han entendido nada. La curación cuántica se mueve en un campo al margen de los métodos exteriores y de alta tecnología, y dedica su atención al mismísimo núcleo del sistema mente-cuerpo, pero también traspasa los límites del cuerpo y emplea las vibraciones mentales (otra manifestación cuántica) para conseguir la curación.

También busca armonizarse con el resto del mundo, e incluso con el cosmos, aunque pedir a un médico que considere la importancia del universo en la curación de su paciente, es pedirle que reniegue de lo aprendido en la universidad.

Pero precisamente en este punto es cuando se inicia el proceso de la curación. Para alcanzar ese núcleo y aprender a estimular una respuesta de mejora física, debemos traspasar todos los niveles más elementales del cuerpo, ya sean células, tejidos, órganos y demás sistemas, hasta alcanzar el punto de encaje entre la mente y el cuerpo físico.

La revolución psicológica del Ho'oponopono

El inconsciente parece que está fuera de nuestro alcance y necesitamos liberarlo. El sistema más fácil es mediante el intelecto, el consciente, pues a fin de cuentas, todo cuanto está en el inconsciente estuvo inicialmente en el consciente. Mediante el Ho'oponopono le pedimos a nuestro inconsciente que nos conecte con la Fuente (Dios o universo), y le pida nuestra sanación, la limpieza de nuestros pensamientos erróneos, los que sean que nos han llevado a esa situación o a esa relación con esa persona, o a esa enfermedad. Aunque no sepamos exactamente cuál es el pensamiento que ha originado el mal, solamente pedimos que nos libere. Puesto que el inconsciente no está sujeto a las limitaciones del consciente, a la necesidad de adaptarnos y sobrevivir, sube a la Fuente que es lo que nos libera. Jesús nunca habló de curarnos de nuestros pecados, sino de liberarnos de ello. Siempre se refería a *"Yo os haré libres"*.

Uno no puede sanarse mediante la mente racional, es demasiado concreta y limitada. Busca solamente entender y ordenar los pensamientos, pero no nos dice la causa de ellos ni la forma para liberarlos. Y el secreto es tan sencillo y rápido que nos asombra: "lo siento, perdóname, te amo, gracias".

Hemos de asumir el 100% de responsabilidad sobre nuestros pensamientos y limpiarnos de estos pensamientos erróneos. Asumiendo realmente la responsabilidad de lo que decimos, todo lo demás lo trabaja el inconsciente, él nos libera. Ni siquiera hay que visualizar el resultado, ya que no sabemos en ese momento qué estamos curando o mejorando.

Mediante el Ho'oponopono liberamos los pensamientos que tenemos dentro y han creado la enfermedad de la otra persona o su mal comportamiento. Cuando liberamos esos pensamientos que han creado la enfermedad de la otra persona, la persona sana. Aún cuando la persona no quiera curarse, no quiera cambiar, el efecto positivo se materializará. No necesita ser consciente de esta técnica, ni asumir que le será útil. Su inconsciente se conectará con la Fuente sin que lo perciba, y la curación comenzará a efectuarse. Afortunadamente no necesitamos averiguar nuestros pensamientos erróneos, y basta con desear eliminarlos y recitar las frases.

No hay frases únicas, ni unas más eficaces que otras. Podemos incluso realizar un deseo de curación con una larga frase, como, por ejemplo: "Deseo que mi esposa que apenas quiere estar a mi lado, fluya a través mío y mejore nuestra relación". Lo que el Ho'oponopono hará es actuar sobre la causa que seguramente ninguno de los dos percibía y esto proporcionará una curación mixta.

Podemos repetir lo siento, te amo, durante 15 minutos más o menos, o mientras estemos cómodos y nos apetezca. Con el tiempo, nos acostumbraremos a conectar más frecuentemente con nuestro interior, ya que, si llevamos muchos años ignorándolo, necesitamos encontrar el camino.

Esto lo podemos hacer cuando meditemos, cuando salgamos a pasear y miremos las flores, las cosas bellas de la vida.

La maravillosa frase "lo siento, perdóname, te amo, gracias" es increíblemente potente en la resolución de los conflictos, pero no es necesario decirla en voz alta, simplemente hay que pensar en ella, trasladándola al corazón para que las palabras resuenen en el pecho. No hay un lugar mejor que otro y podemos decirlas en el parking, el coche o caminando. Si quiere, puede cambiarlas por "lo siento", "perdóname" en vez de "te amo", gracias", o también recitar las cuatro.

¿Por qué funciona?

La amplia divulgación y éxito de este sistema de sanación, de esta antigua oración de Hawái de autolimpieza y bendición, se debe a:

Las frases se repiten una y otra vez hasta que se produce el deseo y la liberación.

Se puede recitar hacia una persona, lugar, cosa, o situación en la que uno mismo u otros están involucrados.

Puede ser recitado para mejorar emociones, pensamientos y cualquier situación de manera creativa.

Es simple y liberador.

Es fácil de recordar.

Es ampliamente utilizado con éxito entre los curanderos de todo el mundo.

Su eficacia podría estar en:

Ofrecen un efecto placebo similar a un medicamento. Funciona si la persona está convencida de que va a funcionar.

El cuerpo emocional es capaz de lanzar su discurso hacia el exterior mediante las vibraciones cuánticas.

El cuerpo mental entiende el perdón y ser perdonado.

El cuerpo físico es consolado por la repetición y es capaz de relajarse.

El cuerpo espiritual puede renunciar a su conflicto y considera que el perdón y el amor cierran el conflicto.

Ho'oponopono ofrece amor y espera el perdón en ambos terrenos, cuerpo y espíritu.

Trabaja con la intención, el mecanismo imprescindible para la consecución de un resultado.

Utiliza las herramientas del espíritu que se está purificando.

Es brillante en su sencillez y de gran alcance en sus efectos.

Simplicidad de Ho'oponopono

La verdad es que no hay nuevos problemas. Todos son viejos conocidos y, por tanto, las soluciones pueden ser iguales. Como los seres humanos nos dedicamos a realizar el mismo proyecto desde el principio de los tiempos, siempre estamos jugando y reproduciendo los mismos patrones.

Carl Jung, el reconocido psiquiatra suizo, se refirió a esto como el inconsciente colectivo que también se conoce como depósito de las experiencias de nuestra especie. Estos canales de nuestras experiencias y emociones dan lugar a patrones de conducta reconocibles y específicos que generan ciertos resultados probables.

Los recuerdos se graban en nuestra mente subconsciente y se transmite de generación en generación. A medida que se combinan estos recuerdos heredados de nuestra propia vida, las experiencias dan luz a nuestro propio sistema de creencias y nos hacen comportarnos de la manera que lo hacemos. Muchas veces, estos recuerdos fabrican creencias limitantes que se manifiestan en ciclos viciosos que parece que no podemos escapar de ellos. Por ejemplo ¿cuántas veces hemos querido dejar un cierto comportamiento consciente sólo para darnos cuenta más tarde que hemos caído en el mismo patrón, una vez más? Esos "patrones", es porque estamos actuando sobre la base de recuerdos, ya sea los nuestros, de los antepasados, o una combinación de ambos. Como criaturas de hábito, es por esto que parece tan difícil para nosotros, seres humanos, romper con las rutinas de regañar o criticar.

En la mayoría de los casos ni siquiera somos conscientes de que esto ocurra. Esto es también lo que nos hace tan únicos y pueden pasar años de estudio en el auto-descubrimiento para llegar a conocerse a sí mismo. Tarea difícil.

La práctica de Ho'oponopono nos permite liberar de forma sencilla esos viejos patrones y recuerdos para emerger como seres puros que realmente somos.

Nos permite dejar de lado los pensamientos erróneos que nos impiden descubrir todo nuestro potencial y de manifestar nuestro verdadero yo.

La práctica del Ho'oponopono, también llamada Auto-Identidad, es diferente a las reuniones de grupo que caracterizaron a sus raíces. Es también diferente de la terapia grupal moderna y el asesoramiento psicológico. Ahora, el individuo es quien inicia esta práctica desde un lugar de libre elección, con libertad y simplemente con un propósito definido. Los únicos requisitos son el compromiso y la responsabilidad. El individuo es consciente del hecho de que no debe culpar a nadie de su infortunio, mucho menos a "las circunstancias".

El primer paso es reconocer que nosotros somos los responsables de todo lo que sucede en nuestras vidas. Esto puede parecer difícil en una época en la cual buscamos siempre un responsable de nuestros errores y actos, pero es absolutamente esencial para comenzar la transformación. Asumir la responsabilidad de nuestras acciones, es el camino para modificar aquellos aspectos de la vida que no nos aportan los resultados que deseados. Si confiamos en alguien que no se lo merecía es responsabilidad nuestra. Si perdimos ese trabajo, quizá es que no cubrimos las expectativas que nuestros jefes tenían para nosotros. Posiblemente cuando quisimos rectificar llegamos tarde y nuestro puesto fue cubierto.

Tan simple como esto pueda parecer, pero es la parte más difícil. Una vez que estamos dispuestos a aceptar toda la responsabilidad, ya estamos listos para seguir adelante.

Ho'oponopono sugiere que todo está fuera de nosotros, que cada experiencia que tenemos y cada experiencia que vemos en otros son un reflejo de que, en esencia, estas experiencias no están fuera de nosotros, que forman un todo indivisible.

Esto ciertamente concuerda con el uso de la Ley de la Atracción y el deseo de que todo cuanto queramos atraer terminará por llegar, si así lo deseamos intensamente. O sea, viviremos como realmente queramos vivir. Fácil en apariencia, pero lo que vemos a nuestro alrededor es que las personas se labran más su infortunio que su dicha. La mencionada Ley de la Atracción sin duda afirma que todo cuanto es negativo en nuestras vidas, no es sino el residuo de nuestros pensamientos y sentimientos.

Aquellos que practican Ho'oponopono están pidiendo al ser divino borrar los pensamientos y recuerdos negativos, así como los viejos programas que los mantienen atados a un tiempo y espacio. Pero Ho'oponopono es más que esto, y primero tenemos que aceptar que todo es asunto nuestro y todo lo que vemos a nuestro alrededor (incluso aquellos acontecimientos que no nos gusta) vienen de dentro.

Esto significa que tenemos que aceptar nuestra completa responsabilidad en los acontecimientos. Somos los artífices de ellos; de todos… o de casi todos. Al mismo tiempo estamos simplemente reconociendo que no podemos seguir ejecutando acciones o esquemas que se repiten en el tiempo.

En la Biblia cristiana hay una frase que dice: "Los pecados de los padres se transmiten a los hijos".

La técnica psicológica de las Constelaciones Familiares se basa en ello, lo mismo que la leyenda sobre Adán y Eva.

Eso se debe a que hemos sido educados para esperar el castigo y la condenación por nuestros actos desacertados, y el Karma tampoco hace nada para quitar esta maldición. No podemos seguir en esa línea, salvo que nos guste estar atemorizados todos los días. Así que ahora prefiero involucrarme más en el Ho'oponopono.